U0200094

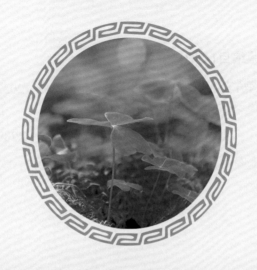

讲透中医方药

曹俣 著

学苑出版社

图书在版编目（CIP）数据

讲透中医方药/曹俣著. —北京：学苑出版社，2022.3
ISBN 978-7-5077-6381-2

Ⅰ.①讲…　Ⅱ.①曹…　Ⅲ.①方剂学　Ⅳ.①R289

中国版本图书馆 CIP 数据核字（2022）第 040771 号

责任编辑： 付国英
出版发行： 学苑出版社
社　　址： 北京市丰台区南方庄 2 号院 1 号楼
邮政编码： 100079
网　　址： www.book001.com
电子信箱： xueyuanpress@163.com
电　　话： 010-67603091（总编室）、010-67601101（销售部）
印 刷 厂： 廊坊市都印印刷有限公司
开本尺寸： 890×1240　1/32
印　　张： 10.75
字　　数： 235 千字
版　　次： 2022 年 5 月第 1 版
印　　次： 2022 年 5 月第 1 次印刷
定　　价： 68.00 元

序　一

　　手捧吾弟曹俣医师所著《讲透中医方药》这部沉甸甸的书稿，感慨良多。此乃其执笔《孙曼之临证医案评析》后的又一部心力之作。"千淘万漉虽辛苦，吹尽狂沙始到金"，薪火相传，别出机杼，吾弟志高意远！

　　中医药在世界医学中一枝独秀，不仅因卓著的临床疗效而称名，更以其根植于博大深邃的传统文化和哲学底蕴，故能自成体系而传承至今。追本溯源，中医药独特的理论体系始于中华文化之根——周易。周易为华夏文化之渊源，其对中华文明的影响至深且巨，我国医药、兵法、武术、书法、建筑、天文、地理、数学等，皆深深汲取了易学思维，中医则为易学和医学最为密切联系者，亦是理论与实践高度切合而集大成者。故曰"医源于易""医易同源"。孙真人则指出："不知易，不足以言大医。"

　　吾师孙曼之先生，以羸弱之躯，治病救人无数，更难能可贵之处在于博极医源、精勤不倦，倾其毕生所学，毫无保留地传与后人。辨证论治是中医的灵魂，一张看似简单的小小处方，实则凝结了医者对方药运用的所有智慧。在《孙曼之中医演讲录》一书中，专门探讨了《黄帝内经》中有关五脏、五味和季节时辰等关系的文章。吾师深知取象比类视角对于培养中医思维的关键性和对于方药认知的重要性，这对于当今中医教育只注重中药理化成分和临床功效，轻视性味归经、升降浮沉等自然属性而言，无疑具有回归本真的深远意义。

曹俣师弟传承了吾师所学，他的这部《讲透中医方药》，就是运用传统文化的易学思维，以取象比类视角，用中医理论源头的哲学思想，将对中医方药的认知、医理及临床应用都充分予以了讲解。这些正是丢失了传统文化教育而受到现代科学知识和西医思维束缚的年轻一代中医所容易缺乏的东西。既传承古人之精髓，又富于个人之沉思，吾弟难能可贵。

曹俣医师以学医行医多年的理论素养和临床功力，把有关中医的诸多疑难问题以意象思维的方式进行解析，娓娓道来，启迪心扉，让你在不知不觉中恍然顿悟，原来，中医的本真就应该是这个样子！

从单味中药（荷叶、远志、石菖蒲等）到方剂（王不留行散、茯苓饮等），从医理（说说病机十九条等）到杂病（小儿积食与鼻炎的关系等），还附有曹俣医师日常行医的典型案例（早晚咳、月经淋漓不尽等）以资参考、验证。本书见解深刻而不俗（中医的载邪外出与围师必阙思维），行文亦言简意赅（散寒通阳之葱白），字里行间无不透露出曹俣医师的医学和人文素养（阿胶的前世今生），适合不同层次的中医学子、从业者，乃至患者去阅读（中医缓解视疲劳的智慧），真正做到了雅俗共赏。

吾弟大作寄来已久，无奈俗事所羁，深觉惭愧！今掩卷之余，与其说为作序而读，不如说是一次学习，看后实有直抒胸臆、酣畅淋漓之感，如饮甘露琼浆！吾弟至此，众师兄弟们亦自努力，吾师当瞑目矣！

辛丑年癸巳月立夏日　赵红军＊是为序

＊ 赵红军，北京中医药大学中医临床特聘专家。精医大学创始教授，中医渭水学派学术传承人，西安正念堂中医不孕症研究所所长、正念堂中医馆馆长，《和谐养生——中医不是传说》作者，中医心脑血管病、糖尿病、妇科病、针灸和耳穴疗法专家，十三莲仁药食同源食疗方发明人。

序　二

　　易象为大道之源，医理儒理皆在其中，易具医之理，医得易之用。明代大医张会卿在《类经图翼》中指出："虽阴阳已备于《内经》，而变化莫大于《周易》，故称天人一理者，一此阴阳也；医易同源者，同此变化也。医易相通，理并无二致，岂能为医而不知易乎？"一个没有易象思维的中医，很难突破一切对立与是非的桎梏，而获得更高格局的视角和大境界。

　　我早年曾学中医，只可惜竟中途而废，现已沦为门外汉，后学易经而略有所获。三十年前与曹俣邂逅，相视而笑，莫逆于心，常在一起谈易论道，从此结下不解之缘。曹俣的悟性极高，举一反三，观始知终，能将学到的易理与中医互参而融合，易医同理，这也正是他起点高、出道晚、有成就的原因。曹俣尊我为师，论学识，他已青出于蓝，我们谈天论地，说古道今，很是投缘；我们亦是医生与患者，我曾多次请他诊治疾病，受益匪浅，在此，是要感谢曹俣医师的。

　　《讲透中医方药》这本书，是曹俣继反映其先师学术思想的《孙曼之临证医案评析》一书之后的第二部医著。"纵横不出方圆，万变不离其宗"，尽管在形式上有多般变化但其本质道理不会变，殊途而同归。作者用取象比类思维的视角来还原中医简单而朴素的本来面目。不管任何事物，如能从根上入手就简单，若只着眼于变化，而不能洞察其因果，则势必复杂难明。理不明则不能辨病因、查病机，故行医之道，明理为最要，而后才可求真，以驭临证之变化。

中医可谓"其言简、其意博、其理奥、其趣深"，浅尝者难以问津，浮躁者不容涉猎。大道至简，曹侯喜欢把一些复杂的问题简单化，擅用灵动、活泼的语言来阐述，犹如一个中医在身边读书与人听……同时对把经典里的一些晦涩字句用大众生活化的语言来解析，能使人多有感悟。

看到本书的集结问世，油然生出那份最深沉的感触和欣喜。人生不易，心存济世，薪火相传，直至永恒……

盼本书早日与读者见面。

荒 石*

2021 年 3 月 3 日

---

* 荒石，真名王天胜，长期从事易经、书法、摄影、文学等方面的研究。20 世纪 80 年代后期精研易学，理术并重，以风水八字、六爻见长，先后应邀到全国 40 多个城市和地区进行风水考察研究和学术交流，并参与重大项目的策划和城市建设规划。他被第四届世界易经大会推选为"2012 年世界易学功勋人物""2012 年度世界杰出易学专家"，在第六届全国易经大会上被推选为"2013 年度推动祖国优秀传统文化发展功勋人物"。

目　　录

药性篇

临证杂谈篇

病案篇

后记

医理篇

取象比类与中医思维

中华文化的意象思维有着深厚的历史渊源，《周易·系辞传》曰："易者，象也。象也者，像也。"[1] 象字其立意，一是可以感知到有形及无形的事物现象；二指摹拟的表述性词语及符号；三为动词意，即取象、象征。"立象以尽意"，即尽可能立有限之象，来表达无限之意，意是象之体，象为意之用。所以，这种思维方式是中医学习所特有的一种思维视角，即通过具有直观性的类比推理去认知和掌握人体与天地万物之间的某种必然联系。

"取象比类"一词出自《周易》，是我们中医学的重要研习方法之一。"同气相求，物以类聚"，即自己能看到的、理解的，就按自己看到、理解的去分析；不能看到的，就按与其相似的情况进行分析。中医通过这种取象比类视角，藉阴阳五行以法归类，用来阐述、辨别人体五脏六腑与自然之间的相互联系，并推及于治疗法则。

中医四诊，源自取象比类视角

"有诸内者，必形诸于外"，望诊，就是通过对患者神、色、形、态等进行目标性的细致观察，藉以分析其体内脏腑的异常变化。如《灵枢·本脏篇》曰："视其外应，以知其内脏，则知所病矣。"[2] 望外官：眼睛、头发、舌形、舌苔色泽是否有异常，有没有过于枯燥或失神？鼻涕是清水状还是偏稠，及其颜色如何？耳朵形状，耳轮肉厚的，则表示先天肾气充足。面部颜色和光泽亦能反映出一个人气血盛衰变化。我们正常国人面色微黄、红润有泽，若面色过于呈现某色，即为病色。如过于白常为虚寒或失血，黄多主脾虚或湿阻，青则多主内寒、有瘀或剧痛或小孩惊风，红多主热，黑色多为肾气不足。从形态上看，如形肥、舌胖水滑有齿痕而纳小，多属脾虚有痰饮；形瘦善饥多食，常是胃中有火；踬（音 zhí，意为徘徊不前）卧喜静，多主虚寒证；烦躁好动，常为热证；开口举肩、大口喘息而无法平卧，当属肺气壅遏；项背强急、角弓反张乃至腿部抽筋，则是筋脉失于濡养；久病后神志不清，双手不自主地抚捻衣被、循摸床边，或从空中抓物，此为邪盛正虚或元气将脱的危重证候。

闻诊，现今中医主要根据患者语音气息的高低、强弱、清浊、缓急变化，以及病人身体散发的异常气味，来辨别病症的虚实寒热及预后评估。

问诊，就是通过询问方式向病人及知情者了解其自觉症状、疾病起因与治疗经过，得以更全面地掌握病情的动态变化。如恶寒，在很多情况下为表闭而阳蓄内热，手脚冰凉常为阳气不得宣通，如此，当四诊合诊，综合考量，不可轻言阳虚、寒证。就似人体在发热时，往往表现为恶寒；冰天雪地的隆冬，井中之水却甚是温热；蝉鸣阵阵之炎夏，井水反而冰冷渗骨，此天地一理亦是可知。

脉诊，就是医者用指腹触按腕后桡动脉搏动处，藉脉象之浮沉迟数、弦滑芤软等变化，以辨别人体脏腑盛衰、气血虚实的一种方法。这种脉法沿用迄今已近两千年，即西晋太医令王叔和倡导的"独取寸口"。寸关尺的寸脉一般指上焦，关脉为中焦，尺脉则偏下焦。从位置来讲，如将前臂竖放，立体地去看，寸关尺部就是人体的上中下，脉象就是在这种视角基础上所形成，也是人为规定的。比如：寸脉最高，关脉其次，尺脉最低。它们所代表的左脉的心、肝、肾和右脉的肺、脾、命门，我们去观察，心肺最高在上，肝脾居中，肾和命门最低在下，这是很直观的认识。

中医遣方用药，多精研药物生长习性、四气五味，以取象比类视角来思考一味药的功能，和现在科学所讲的化学元素、有效成分无关。一取其意，如梨长得像子宫，对女性子宫有益，但意为分离，故孕妇忌用；雨水从天而降，取沉降之气；沸水（滚水），意使病滚开（离开）等。二为得其形，如诸豆形状肖肾，种子亦具生发之气，故可益先天之肾；食水果易泻，因水湿趋下属阴，有重坠之意。三以观其色，如红色入心、白色入肺、黄色入脾、黑色入肾、青色入肝等。

首言取其意：如阿胶是驴皮熬成的胶质物，固摄能力较强。古人认为驴子性格倔强，其皮所熬制成的阿胶便具有倔强的固摄能力。仲景师所用阿胶的方剂如芎归胶艾汤、黄土汤、黄连阿胶汤、炙甘草汤、大黄甘遂汤、猪苓汤等，取其功多在固摄、敛藏，或藉其收摄之性以制他药之峻烈，防止渗利太过。其症为呕血、下血、心悸、虚羸少气、烦躁、不寐、自汗、盗汗、梦遗等。张子和称：气血流通方为大补！

实际阿胶并无帮助气血流通的作用，反而易使气血凝滞，因此不能单纯用来"补血"。古人发现鸡不断地吞食碎石子来帮助消化食物，也不小便，故认为鸡胃可用治消化不良、遗精、遗尿、盗汗等症，经使用后，临床效果颇佳，因而以"金"命名。王好古对蝉蜕去翳膜的解释：取其蜕义也。同时，蝉昼鸣夜息，故蝉蜕可止小儿夜啼，蝉鸣声音响亮即蝉蜕能治声嘶音哑。

又如灸法的产生与机理，廖育群在《医者意也》中认为："火是鬼所畏，用火灸含有驱鬼之意。"此外还应注意到，这一治疗行为的主角，也许既非"火"也非"热"，而是"烟"。因为，在古人的认知中，对烟的作用有着特殊的思考：灵魂、鬼魅等不可见之"物"运动的通路。也就是说，以火接近人体或某一患处进行治疗，含有令致病之"物"循人为制造的通路——烟，离去的意思。[3] 治失眠之"半夏汤"为《内经》仅有的十三方之一："以流水千里以外者八升，扬之万遍，取其清五升煮之，炊苇薪，火沸，置秫米一升，治半夏五合，徐炊，令竭为一升去其滓，饮汁一小杯，日三服，稍益，以知为度。"[4] 千里之外流水、扬之万遍，取其流畅之意；苇有隔呈空心管状，具通达之性；秫米汤汁有黏滑而利的性质；盛夏六月，半夏渐成熟枯萎而具有强烈的潜阳入阴之功。古人认为阴阳之气不通达，阳不入阴而不眠，故取其通达滑利、引阳入阴之性以成方，所以服药后能安然入睡。

得其形：如"诸花皆升，旋覆独降；诸子皆降，苍耳独升。"需知药物的升降浮沉，与药物本身的气味、质地有着非常密切的关系，并受到炮制的影响。一般来讲，花、叶、皮、枝等质地轻的，及性味属温、热、辛、甘的多为升浮药；而果实、矿物、贝壳类等质地重者，及性味属寒、凉、酸、苦、咸的常是沉降药。

江海涛在《药性琐谈》中说到龟板和鳖甲的区别：二者都是滋阴常用药物，龟上下都有甲，只露出四肢、头尾，可见它封固得很严实，所以是阴中之阴；而鳖只有上甲没有下甲。龟就像很结实的一块坚冰。鳖可能在很久以前也似一块坚冰，但因其性属阴中之阳，阳气要破阴而出，也就是要融化坚冰，在进化过程中逐渐把下面的一半冰融化掉了，所以变成只有上甲。并且我们知道鳖甲的四周有裙边，质地相对柔韧，这就像是冰水混合物，介于冰和水之间，是将要融化还没完全融化的状态。龟性趋阴，最喜欢待在墙角等光线暗淡的地方。把它放在房间地上，它准往沙发底下、床下爬。鳖的习性是喜阳怕阴、喜温怕寒，在晴天丽日时，鳖喜欢在阳光下晒壳。乌龟性情温和，相互间能安然相处；鳖则常常互相撕咬。种种习性都证明了龟与鳖之偏阴、偏阳的不同。[5] 亦如：秦艽又名麻花艽，在生长时有一股拧劲，造就它长成后酷似麻花一般，藉这种拧劲疏通经络，就和直通完全不一样了。芦根生于湿地，茎叶类竹，节间中空，故其性凉能生津除烦，有止呕作用。其质地中空，具通达之性，所以能除妊娠呕恶之食入即吐，且非常安全。

观其色：如赤芍红色入血分而清热凉血祛瘀；栀子色红入心，泻火除烦；猪苓色黑入肾，渗湿利水；百合色白故可入肺。

中医立方遣药，源自取象思维视角

一、谢映庐治火衰目盲案

男，60岁，形体素虚，今年秋天，忽目视不清，至夜则直不见物，来求取补水之方。谢映庐视其面色萎黄，形容憔悴，知是由于忧思抑郁损伤心脾所致。须知，水能鉴物，而火能烛物，今至夜不见物，则无火不能烛物可知。心为阳而居上，心火过亢，则多妄见；心火衰微，则不能烛照，而至夜如盲。故投理中汤加补骨脂、益智仁，间进归脾汤数十剂，获大效而目复明。[6]

二、林沛湘治壮热案

某患者发烧一月余，用过多种抗生素，亦服不少中药，但体温始终不降，如此，学院属下各位老中医都受邀参与会诊。名医们汇集一堂，各抒高见，正当大家激烈辩论，仔细研究之时，林沛湘发现了该患者的特殊举动：此时正值盛夏酷暑，患者拿暖水壶倒水入杯，大口喝下。是不是开水瓶里装的是凉水？林沛湘走过去，轻轻触摸了一下患者刚喝过水的杯子，发现还很烫手，盛夏之季竟大口喝烫水，定是体内有大寒方能如此。于是，林沛湘坚持己见，终以少阴病阴寒内盛而格阳于外论治，处以四逆汤加味，服一大剂而体温大降，几剂后体温正常。[7]

三、赵绍琴治尿闭案

尿闭数日，众方杂投，均未获效，病人依赖导尿管，痛苦万分，遂请赵老处方：苏叶、杏仁、枇杷叶各十克，用水煎服。患者服后甚喜，专程告知，药后小便即为通利。[8]《舒氏女科要诀》中，妇人生产中，其子头已向下出胞，迄六日，但不能生下，催生诸方、灵符遍用，皆无效果。舒先生诊后认为：妇人身壮热但无汗，头项、腰背皆作强痛，此属寒伤太阳证，故用麻黄汤大剂以投，药后使温覆，片刻得微汗，热退，身痛无，腹饥遂食，食后豁然而生。[9]此上二治案皆取上工之法，谓提壶揭盖，针对癃闭、便秘，甚者难产，应用宣肺发汗之物，轻启肺"盖"，则上下宣达，前后二阴自当畅通。

四、在《薛立斋内科摘要评析》中

何绍奇于二十多年前，从角膜溃疡论治某女左眼珠上之小小凹陷，若芝麻粒般大，用菊花、密蒙花、石决明等拟方以清热解毒，服药数剂而乏效，此人遂慕名医王汝顺老先生诊治，处以补中益气汤十大剂。何绍奇颇不以为然，认为溃疡炎症，岂能用补？谁知服药后，溃疡竟然痊愈，于是，俯首心服而求教于王汝顺。王老曰："溃疡云云，余所不知，余但知'陷者升之'四字而已。"[10]

中医的取象比类思维，如在野外看见很多植物，未必能叫上名字，但可根据它的气味、形状、颜色及生长环境等，判断出其大概治什么病，故中医的核心在于思维方式。经典当然要熟读，但并非寻行数墨、皓首穷经而死于句下。关键是通过读经来参悟先贤们欲用经典文章告诉我们其背后的道理，这才是最主要的。就像慧能禅师"指月之说"所蕴含深意：真理并非文字本身，文字只是过河之筏。如若明了万物之象，则中医的治病之法也自能融会贯通。

说说病机十九条

临证时，在辨虚实寒热的基础上，才能谈得上遣方用药。通俗讲，就是首先辨方向，是准备往东还是往西，向南还是朝北？方向先明确，至于怎么去，走路、骑自行车、坐火车、乘飞机，只是工具和手段的不同，或早或晚到达，也就是快慢的事。如果说方向错了，本来应往东，结果朝西走了，再好的交通工具，再好的方法，也只能是距离想要去的目标越来越远。

我们中医辨证也是同样道理。如果把虚寒当成了实热，方子再好也没有用，不仅无效，还会有害。也就是说，好的方子也要会用、善用。《伤寒论》《金匮要略》里的方子和古今很多名方、效如桴鼓的奇方，都只是一个工具，重要的是如何去用。记方子还是比较容易的，花几个月时间突击背诵那些经方、名方，甚至背会数百个方子也不难，怎么去用才最关键。也就是说，如果方向对了，很快就会有效果，若方向错了，就是吃再多的药，只会徒增经济负担且延误病情，可见辨证在中医临证中的重要性。所以说，直接找某个方子来专治某种病，有这个可能吗？也有可能，但成功的概率很有限。比如这个方子是治实热证的，刚好碰见了实热证就会有效，碰见虚寒证则南辕北辙。好处是什么？就是比较省事，方证对应，直接用就是了。弊病就是太粗糙，没有辨证，即使好了，也不知道为什么会有效；若没效果，也不知道为什么会无效。所以说，我们中医最核心的灵魂，就是辨证论治。找病因，辨虚实寒热，然后对应处理。在辨证的基础上才能谈得上遣方用药，也就是要遵循理法方药的思维框架。

病机十九条见于《素问·至真要大论》，是黄帝和岐伯的对话。[11] 其中：

第一条，"诸风掉眩，皆属于肝"：凡是因风邪引起的肢体震颤、头晕目眩，都和肝有关。掉是抽动，眩是眩晕。因为肝开窍于目，主疏泄、藏血，所以，一旦气机失调，就会导致风病的发生。当然，风也分虚实，虚就是肝阴亏虚，不能濡养而生风，造成手足的颤动。怎样才是肝阴不足的表现？如腿抽筋、皮肤干痒、大便干燥，以及女性的例假推后、量少、色淡质薄等一系列营血不足的表现。在此基础上出现的手足颤动，多属于肝阴亏虚。还有实证，就是肝郁化火、上亢而致头痛、目赤，热极生风也会造成手足抽搐。所以，诸风掉眩皆属于肝。风病引发的这种颤动、眩晕、抽搐，到底是实还是虚？应在刚才所讲这两个判别的基础上，结合脉象、舌象等做一个详细综合的判断。

第二条，"诸寒收引，皆属于肾"：凡是因为寒邪引起的形体拘急、拘挛、关节屈伸不利，都和肾有关。当然，寒邪也可以分内外。外寒就是自然界的寒邪侵袭人体肌表，感凉受冷，营卫凝滞而导致形体拘挛，这是发病的一个原因；再一个就是内寒，即肾的命门火衰，使筋骨失养而导致关节屈伸不利。怎么去判断？首先，有没有受凉史、受寒史？这是一个基础判断。内寒的话，既然命门火衰，火不足，就会出现尺脉软迟、小便清长、大便溏稀或不利，肾气不足而无力推动，在这些指征的基础上，多可判断为命门火衰。

第三条，"诸气膹郁，皆属于肺"：膹是胀满、气喘，郁是郁积的意思。就是由于气机不畅引发的咳嗽、喘逆、胸部痞闷，都和肺有关。肺主一身之气，气机失调会导致气病的发生。也可分虚实，虚就是宣散无力，症见咳嗽喘逆、咳嗽声小等。肺气不足、肺失宣降即导致咳嗽、喘逆。肺以降为顺，它降不了，肺气不足，所以被动往上走，则现咳嗽、喘逆；实证常是寒邪袭表侵肺，表闭后郁久化热而导致的胸部痞闷、上逆等。

第四条，"诸湿肿满，皆属于脾"：由于湿邪引起的水湿停滞、浮肿、胀满，这些表现都和脾有关。脾主运化，一旦水湿停留，即会导致湿病的发生。包括形体肥胖、大便溏稀、舌头胖大、齿痕舌、饮水则小便等，多是脾虚表现。

第五条，"诸热瞀瘛，皆属于火（心）"：瞀瘛（mào chì）就是头晕目眩、心绪烦乱甚至抽搐的意思。凡是因为热病引起的视物昏花、肢体抽搐，都是典型的火象。

第六条，"诸痛痒疮，皆属于心（火）"：皮肤疮痒红肿，都和心有关系，心主火，心火亢盛则血热，热邪和血相搏而导致皮肤疮疡痒痛、局部肿胀。

第七条，"诸厥固泄，皆属于下"：出现四肢厥冷、二便失常，都是下焦的问题。厥是厥逆，二便不通或者失禁，都属下焦。固就是小便不通或者大便秘结，泄是小便失禁或者大便泄利。原因不管有多少，都和下焦有关系，用来定位，问题出在哪儿？在下焦。

第八条，"诸痿喘呕，皆属于上"：出现身体痿软、气喘发呕，都和上焦有关系。这个痿一般是指肺热而导致的肺痿。也有一说，原文："诸痿喘呕的'痿'当为'病'字的误写。"

第九条，"诸禁鼓栗，如丧神守，皆属于火"：禁是口噤不开、牙关紧咬；鼓栗就是打颤。咬着牙关打颤，就是口齿叩击，皆属于火。如丧神守，没精神实际上大多是火，可别轻易当成虚证。我们知道实热证反倒容易感觉没精神、没劲儿；虚寒证与实热证相对而言，是有精神而不乏困。

第十条，"诸痉项强，皆属于湿"：凡是出现抽搐、角弓反张，都和湿有关。脖子后为项，前是颈。湿是阴邪侵袭人体，湿困后，人体阳气被遏，四肢失温，就会发生痉病。

第十一条，"诸逆冲上，皆属于火"：凡是气逆上冲都属于火。比如打喷嚏、咳嗽、气喘、呕吐，这全是往上走的，多数情况下都是火。肺、胃皆以降为顺，为什么降不下去？因为火性炎上，火都是往上走的，我们要牢记这一点，火往上冲，寒往下降，一阳一阴。所以，"诸逆冲上，皆属于火。"

第十二条，"诸胀腹大，皆属于热"：当出现腹部胀满、大而拒按、腹胀如鼓者，都属于热证。

第十三条，"诸躁狂越，皆属于火"：烦躁、发狂、躁动，都是有火。常见的精神异常患者，如打人毁物、登高而歌、情绪激动、面红耳赤，都是一派火象。

第十四条，"诸暴强直，皆属于风"：暴是突然的意思，突然发生筋脉挛急、项背强直，这些表现都和风有关系，因为风性迅速善动。

第十五条，"诸病有声，鼓之如鼓，皆属于热"：凡是病作有声，如肠鸣、打嗝、矢气等，或敲起来像鼓一样响，都属于热象。它的鼓起、胀大皆是热。再举例，比如脚崴了，肿起来不能动，这时我们的治疗思路是什么？应该从热去考虑。它又红又肿、不敢碰，那就是热。无论是外用还是内服，当从清热考虑。热怎么来的？崴脚后为什么会有热？因局部血脉瘀阻，不通就会郁而生热。所以主要以疏散、清热为主。

第十六条，"诸病胕肿，疼酸惊骇，皆属于火"：胕肿，包括头面、身、脚，都肿起来了，而且疼痛，肯定是火；还容易受惊、惊恐不安，那也属于火。

第十七条，"诸转反戾，水液浑浊，皆属于热"：凡是转筋挛急、水液浑浊，比如小便黄、浑浊、臊臭、异味大，或者大便异常臭秽，那肯定是热。

第十八条，"诸病水液，澄澈清冷，皆属于寒"：病人排出的体液，如眼泪、唾液、呕吐物、小便、大便等，呈现出清稀透明、一派清白凉冷之象，那都是寒邪。包括脓液、白带等。凡是质地清稀、色味俱淡的，多是寒邪。

第十九条，"诸呕吐酸，暴注下迫，皆属于热"：暴就是突然的意思。突然发作的急泄、下利，都属实热证，火性急速之故；凡是呕吐物中有酸味的，亦多从实热考虑。

十九条对病机的概括性特别强。当然，我们在临床辨证时，还需参考很多其他因素综合宏观地去看，这样才能无限接近于疾病的实相。

病机十九条并没有谈到脉象，难道脉象不重要吗？当然很重要。所以在临证时，对病机的研判，要结合更多的证据。望闻问切四诊合参，然后经过详细的分析，得出最终结论。对病机的判断，又何止于这十九条？我们在临证中还要不断地去发掘，最大限度地收集证据，这才是我今天最想说的。但这个病机十九条，也是需要牢记并理解的，因为时时刻刻都在用。

录音整理：邓　辉

文字校对：王　娅　刘　琼

望诊——观神态气色以知病

中医的四诊望闻问切，把望诊放在第一位。"望而知之谓之神"，就是通过"望"来收集信息，有诸内者必形于外。通过观察感知一些表面的变化，来帮助我们做出最终的决断，是很神奇、很重要的一个能力。

"望而知之"在中医四诊里居于首位，对于实证还是虚证，甚至能达到多半以上的宏观判断。望诊在很大程度上是望人体由内而外散发出的一种动态之气，是一种感觉。这个感觉与性别、年龄、高矮胖瘦关系不是很大，主要是一个整体的直观，也就是神。

"有神"也叫"得神"。外在表现如目光炯炯、面色润泽、呼吸顺畅、形态灵动、反应敏捷，这种人就是有神之人。即使生病也比较轻，预后相对良好。

"失神"，就是双目呆滞、面色晦枯无华失润、呼吸喘促或低弱、精神萎靡、反应迟钝的这类人，属于重症，预后多不良。

望诊贵在一瞥之间，不经意地一看，这样才能望出他的神。不可凝神注视，越看越不像，要的就是第一直观感觉。这是传统中医常识，也是前人的经验，需要引起重视。包括看舌象也同理，盯住看，越看越怪，越看越不对劲，第一直观感觉非常重要。

望面色，这是首当其冲的，面色以淡兼润为准、为贵，就是看起来颜色自然、润泽有神。如果面色干枯、干涩，就可能有风陷，因为气陷入里，外面肯定不够滋润了，枯萎了。如有湿热熏蒸表现，头面及皮肤油腻腻的，一天洗一次都不行，枕巾和床单感觉都油了。这种人属于湿热熏蒸于外，也不是正常的、健康的体质，健康体质虽应润泽，但也不能太过油润。

望诊时，不管什么颜色，皆贵在含蓄，隐隐约约，微露于皮下，这是最理想的。如果满面红光、颜色外露，肯定有问题，而且还健谈兴奋，这种人，就是把精气神都发泄出去了，属于阳气外泄。我们注意到，身边有一些老年人，看起来特别精神，走路一阵风、健谈、能吃能喝，这种人有个共同特点：不轻易生病，一旦生病就是大病，往往是要命的病。还有一种人，病怏怏的，看起来经常得病，天天吃药，感觉好像今年不行了，明年又不行了，但反倒这种人长寿。看起来特别健壮的、气色外露的、兴奋健谈的这种人，反倒活得短。这就是刚才讲的颜色外露，把气消耗完了，人的气是有限的，过多地发泄于外，里面就是空虚的。

所以，这就解释了一些运动员或过度锻炼的人，或者在日常生活中过于消耗（所谓消耗就是过多地对外发散，如活动多、讲话多、极视、极听、久站、久行、过劳、纵欲等）的人，看似健壮，日久则体内空虚，最终必然不会健康。我们知道，运动员退役后往往一身疾病，由此得出一个结论，若想延年益寿，须消耗得慢，还要懂得敛藏，以含蓄为贵。

看清浊，从一个人的脸色或肤色看，如果颜色是暗浊的，当然是病色；如果清亮，则健康。面色由暗转亮，越来越润泽，这是往好的方向发展；如果颜色越来越暗，甚至晦浊，没有光泽的感觉，是病由阳转阴，往往预后不良。患者来了说，"你看我脸色好多了，明亮了"，这是好事，这是病从里退到外的表现。

红色代表心，白色肺、黑色肾、黄色脾、青色肝，隐隐约约，似有若无为贵，所以颜色宜淡不宜深。比如说某人脸色黄，中国人是黄色皮肤，淡黄色，黄里透着微红，红里透着微黄，这是健康色；如果脸色过黄，就是我们讲的外露真脏色，肯定有脾虚或肝胆方面的问题；如果满面红光，像关公一样，心脑血管疾病、高血压、高血糖肯定是少不了的，也是露了真脏色。某一种病色从深到浅，也就是症状由重转轻，从里往表走，是好的转变；如果病色从浅变深，那是由表入里，往往是疾病往深层次发展的趋势。

其次是散抟，散是散开，抟是慢慢地积聚。一个患者经过治疗，脸上的病色慢慢地散开了，就是往好的方向发展；如果颜色向一块儿积聚，则是病情加重的表现。

胖人多痰湿，这是基本概念。另外一个方面是，发胖了，气充盈于外，里面就会空虚，所以说胖人多气虚，这也是相对的。还有一种人，表面盛壮，外强中干，都发散到外面，除了气虚之外，常常还有阴虚。因为外盛导致内部的阴虚、血虚，这时我们要做一个综合判断。当然，阴虚、血虚肯定还有其他的证据，我们经常讲孤证不立，在此基础上，还须寻找其他有关阴血不足的证据。

又瘦又高的人容易气虚，因为瘦长，气不能够充盈机体，所以这种人容易头晕，不耐劳动，一活动就不适。头晕，在这里是体质问题。如果我们遇见长得又瘦又高的人头晕，要多考虑气虚，这是从体型上去判断；当然瘦人也多火，肝阳上亢也会导致头晕。

又瘦又矮的人，我们用取象比类思维，肯定是聚拢、紧凑，就是气能聚凑在一块儿，聚凑在一块儿就没那么松散，这种人容易耐受疾病对正气的损耗。一般长寿的人多是瘦小的人；那种又高又胖或者又长又瘦的人，大多寿命短。矮瘦的人，气聚拢在一块儿，身体密度相对大，外邪不容易侵扰。有病后，他的脏器离得近，气聚拢在一块儿，容易恢复，这个也很显见。

又胖又矮的人，容易出现痰湿阻滞或湿热内壅。瘦短之人，气容易聚拢，人也有精神；又胖又矮，聚拢在一块，湿热更散不出去，这是痰湿体质内热重的人。健康的人，单从外形上来说：身体健壮而身材匀称，不要太高，中等个儿，这种人生大病的少，多长寿。

还有一种情况，就是那些身体健壮、体质好的人，觉得自己壮得像一头牛，不把身体当回事，也从不重视，不节省力气，有什么出力的活他来干，工作强度大或时间长而缺乏休息，且有长期饮酒熬夜习惯，不懂得去谨慎、健康地生活起居。这种人平常得病也不多，但得了病就是大病，身体本来是强壮的，结果不爱惜，不当回事儿，提前透支，过早亏空，最终从强壮的人变成不健康的人。那些瘦小的人，不健壮，身体差，但平常比较注意，很把自己当回事儿，也不会蛮干，注意劳逸结合、惜力，这种人看似不健壮，最终成了健康的人，反而活得长。

病邪在表、在阳的层面，就容易治，预后多良；如果在阴、在里的层面，就比较难治，预后多不良。比如说肝硬化腹水这类疾病，从外形上观察，看水主要积聚在下还是上：如果肚脐以上胀满居多，倾向于上，属阳，阳位相对容易治疗；若主要积蓄在阴位，小腹等处胀满，那就不好治，这也是一个普遍的规律。

临证时，有的病人哗一下把门推开了，躁动、面红唇赤，讲话声音高昂或混浊、有痰音，要求先给他看，着急得不行，这多是实证。另外一种人，进来时把门轻轻推个缝，"有人没，大夫在不在，方不方便"，感觉怯怯的，或低声懒言、神情淡漠、面色㿠白枯萎、唇淡、舌淡苔滑，这多从虚证考虑。

有的患者来看诊时，总把手扶按在腰上，肯定腰有问题，扶按在上面能舒服一点。再就是，看他衣服穿得多不多。穿得多，蜷缩，那肯定怕冷；穿少的，别人穿三件，他穿一件，多是畏热。但到底是热是寒，是实证还是虚证，则有待于我们具体地判断，不能说见冷就是虚、见热就是实，还是要结合其他证据，只能说，通过这些外在表现可以判断出他畏冷还是怕热。

舌淡红苔薄白是健康平人；若舌苔老黄且发黑，或舌苔黄而焦裂，肯定是热盛；舌苔黄同时干涩不润，必定伤阴，津液有亏；舌头绛红，红得特别厉害，舌尖还有溃疡，而且痛，则是心火亢盛；如果颜色绛紫、晦暗、不润泽，是热邪比较深重，且已伤津液，津枯血燥，并有血瘀、气滞；舌胖大质嫩，水滑有齿痕，则多有脾虚水湿等。

另外，在我们的《素问·五脏生成篇》里，提到的善色和恶色，也非常值得重视学习。

五善色：青如翠羽者生，

赤如鸡冠者生，

黄如蟹腹者生，

白如豕膏者生，

黑如乌羽者生，

此五色见之者生。

五恶色：青如草兹者死，

黄如枳实者死，

黑如炲者死，

赤如衃血者死，

白如枯骨者死，

此五色见之者死。[12]

青如翠羽者生，像翠鸟的羽毛一样，虽然青，但有生气，这是善色，反之为恶色；青如草兹者死，青得像死草一样，青色干枯无光泽，这肯定是死证，病情危重。

赤如鸡冠者生，面色好像公鸡冠子一样，虽红但润泽，这是善色，就是好的颜色；赤如衃血者死，颜色好像体内流出的血液，干结后凝血之色，暗红而不润，是不好的颜色。

黄如蟹腹者生，像螃蟹肚皮的颜色一样，淡黄而润泽光亮，这属于预后良好的颜色；黄如枳实者死，枳实的颜色是黑黄或枯黄色的，这种色定是凶色。

白如豕膏者生，像猪油一样明润的白色，预后较良；白如枯骨者死，枯骨是惨白的感觉，没有生气，这肯定是凶色。

黑如乌羽者生，像乌鸦的羽毛一样，色黑，但是润泽，透着光亮；黑如炱者死，黑得像锅底灰，锅底灰颜色黝黑，那肯定是凶色。

今天讲了这么多关于望诊的信息，但也只是望诊里面很小的一部分，我们还要在临证中不断地去观察和总结。孤证不立，望诊虽在四诊里面很重要，但在临证时还须进一步搜集其他三诊证据，来共同佐证这个判断，得出一个最接近于实相的诊断，然后才可以指导临床遣方用药。

"入门休问荣枯事，观看容颜便得知。"望而知之是中医人千百年来梦寐以求的至高水平，愿我们通过不断的努力来达到这种一望即知的境界。

录音整理：任辰玉
文字校对：王　娅　刘　琼

闻诊——听声音、嗅气味以辨病

"闻而知之谓之圣"这句话，意思就是凭听声音、嗅气味就能诊病。《辞海》释"圣"，为道德极高，仅次于神，如此功力当然十分了得，四诊里的"神圣工巧"，将"闻"这门诊断功夫放在第二位，也是情理中的事。

现代中医所说的闻诊，一般指闻气味和听声音两种。古代的闻诊，除了听语声、呼吸声、咳声、肠鸣等及嗅气味来研判病机外，还有一个非常重要的听五音。五音就是角（jué）、徵（zhǐ）、宫、商、羽，分别对应于肝、心、脾、肺、肾五脏。肝在声为呼，五音对应角，特点条而直，肝主生发，声音相应则没病，如果角声乱，说明病在肝；心在声为笑，五音对应徵，和而长，心为君主之官，有绵长和谐、内圣外王的意思，音声相应则没病，徵乱则病在心；脾在声为歌，五音对应宫，大而和，音声相应则无病，如果宫乱，则病在脾，脾为后天之本，脾主四肢、主肌肉，健康的表现应是大而和；肺在声为哭，五音对应商，轻而劲，肺在上焦，当然要轻盈，劲可以理解为金具有开破之性的那种感觉，音声相应则无病，如果商乱，说明病在肺；肾在声为呻，五音对应羽，深而沉，肾声呻，主收藏，音声相应则无病，如果羽乱，则说明病在肾。五音特性和五行相应，五音影响五脏，五脏影响五音，有诸藏于内则必形于外，意思是体内有了问题，一定会在体外通过某种方式显现出来。

古人能够通过听五音辨病确实很高深，但这方面的文献资料非常罕见，或许只有极少数人掌握但秘而不宣，也可能早已亡佚、失传了。既然现在不能通过学习来掌握五音辨病，那就暂不去讨论它，我们还得按照现在的闻诊，即从听声音、嗅气味来判断疾病。健康的平人，声音自然、圆润，以和畅为贵，圆润就是气血充盈，有精气神。男性声音低而稍浊，女性高而轻清，小孩轻快、尖利、清脆，老年人多浑圆、和缓而低沉。孔子说：年七十而从心所欲不逾矩。[13]意思是活到七十岁时，人生已经比较圆满，虽然随意，但也不会越过章法和规矩。此时，老人家的言语声音，也自然而然地到了随心所欲、圆融通慧的境界。

当然，这种境界会体现在一个人的各个方面，如思维、处事、讲话、举止等都显得很圆融。最为典型的是正在读书的学生，不管是初中、高中、大学，还是博士、研究生，大家在学生时代写的字，和步出校门在社会闯荡数年后写的字，如果做一个对比，会感觉完全不一样，前者多写得中规中矩，后者因为具备了一定的阅历、经验和智慧，则写得圆润而流畅。

讲话声音高昂、亢奋、尖利、躁动，常属实热证；少气懒言，声音比较轻微或者断断续续，则多为虚寒证；小孩高呼、尖叫，易受惊害怕，多从火证论。《素问·至真要大论》病机十九条明确指出："疼酸惊骇，皆属于火"。如狂躁妄动、登高而歌、弃衣而走，属于狂热证。我们分析一下常见的精神病患者，精神病一般分为"武疯子"和"文疯子"。武疯子就是打人毁物、登高而歌等。用我们中医思维讲，这种人多是实火，更进一步研判火的程度和位置，如大便干燥，或数日秘结不下，或大便黏滞不利的痰火、湿热等证，当用通降、清热、宣散的思路。陕西俗称"傻子笑多"，傻子喜欢笑，实际上从中医思维考虑就是痰阻心窍，心火旺的一种表现，如果评其脉象，将是数脉，也多有小便黄、大便干而不利、面红耳赤、躁动等症。所以，傻子的多笑仅仅是表现、结果，如果我们再仔细查看四诊，一定存在实火的证据。"文疯子"表情淡漠、精神抑郁、喃喃自语、时悲时喜、哭笑无常等也常属实热证，火郁到里面发不出来，只是还没达到"武疯子"的程度罢了。"郁"就要散，也可能是金气不够，金气就是肺气，具体用药也不见得就是补肺气，只能说肺气不足，为什么不足，还要找原因，如果真是虚证，也可以考虑培土生金，未必直接补肺气；也可能是肝气太旺而逆克肺金，还有肺热导致的肺气不降等。总之，把肺气理顺，恢复肺的宣发肃降功能，开破之气足了，这些问题自然迎刃而解。

"无痰是火，有痰是风"[14]。干咳无痰或少痰、咳音大，是火，痰由水湿而成，属阴，没有痰，阴少自然火多；风主疏泄，故痰多为风。如果咳音尖利而痰稠，多是痰火；清稀痰、声音沉重、变天加重属湿痰；咳嗽白天厉害、晚上轻，一般是火，晚上为阴，白天为阳，阳为火为燥；咳嗽晚上重，白天轻，则多是有痰饮或阴虚、气陷等；呼吸、呃逆等声音响亮有力、频快，多为实证，如声音低微无力，多属虚寒。虽然如此，我们还须强调"孤证不立"，也就是对寒热的判定，必须要综合四诊，最大化地收集诸多信息，再仔细分析，才能得到无限接近于实相的判断。

闻气味：有口臭，多见肺胃蕴热，食积不化；大便极臭、小便甚臊，多考虑下焦湿热；若大便气味不臭、小便清长或频，则多属虚寒；女性带下臭秽、色深而质稠是实证，若稀薄清水状、无气味，属于虚证。汗味重，老远就能闻到，属湿热熏蒸，比如狐臭，腋下气味极浓，定属于实热，腋下主要为手少阴心经循经所过，所以治疗狐臭，病机可从心火旺虑及，又因在两侧，也可从肝胆之火考虑。尿臊味比较重，常属湿热浊气熏蒸所致；酸腐味多是肠胃湿热或饮食积滞，属阳明实证。如有血腥味当是失血，若腥臭多热证；腐烂、腐臭味，当是有溃疡、疮疡等症，也不限于皮肤表面，也可能深入脏腑。当有腐臭乃至尸臭味比较浓时，则势成危证。

我发表过一篇《用中医理论解析老人味》的文章，谈到很多老年人，尤其独居、年龄大者，往往身上有股浓厚的气味，但当事人未必能察觉到。这种老人味与卫生条件关系不大，也就是排除了因卫生条件导致的臭味，如老年人小便淋漓的异味，或胃肠虚弱、积食、烂牙、虫牙导致的气味等。从我们的中医思维来看，如果营卫敛藏固摄能力减弱或丧失，五脏衰败之气则渗出肌表，也就是说，老人味是内在脏器走向衰败、湿热熏蒸所致。其浓烈程度往往代表病程的长短和类别，如果出现老人味，则意味着病情的加重，在一定程度上也可以说是一种病入膏肓的状态。

俗称乌鸦嘴不吉利，为什么这样讲？在古人认知中，当乌鸦飞来时，往往意味着家里将出现临终之人，实际上是因为有病危之候，乌鸦才会飞临。我们知道乌鸦喜食腐肉，嗅觉特别敏锐，在数公里以外，就会迅速感知腐源，闻到尸臭味即飞来。所以老人味就是脏腑衰败所致的尸臭味，动物比人嗅觉灵敏多了，有的小孩也特别敏感，老年人病危时，小孩就不到跟前去，他可能不会表达，但会觉得不舒服，所以就不去。这个气味代表的意义很重要，非常值得我们高度关注。

我们临证时还需不断去观察、感悟、总结，也可注意病人来时的脚步声，如走路急、快，"咚咚咚"的感觉，敲门"呼呼呼"，性格急躁，那多从实火证考虑；走路沉重，上楼梯感觉"嗵~嗵~嗵"，缓慢无力的困重感，或变天加重，则是湿气重。

清代医家沈源《奇症汇》里葛可久治同郡富家女痿痹案：女，十八岁，患四肢痿痹不能动，眼皮也不可眨，找了好多医生皆束手，为什么众医莫治？四肢萎痹，就考虑补气或者以痹证论，见病治病，当然没效果。葛可久是何等智慧，经深思后嘱立即去掉房中香物（香匣，梳妆用），并掘土为坑，让女子躺在其中，许久，手足果然能动且能呼喊，后再服药一碗，翌日从坑中走出，症解如初。[15] 古时，有钱人家里习惯放香，葛可久正是闻到其房中极香。我们知道淡香能醒脾，对脾脏有益，但香味过于浓烈，脾反受其害，脾主四肢、主肌肉，所以患痿痹。因葛可久感悟到了香太过而蚀脾的病机，掘土为坑是借厚土之气以复脾脏生机，所以取得成功。

对实证的确定，有面红耳赤、声音高昂、气味浓烈、口气大、小便黄臊、大便臭秽、久病化热，或女性的例假提前及脉的弦数等，收集这么多证据，当然是想更精准地辨证，但实热具体在哪个层面，还须再仔细分析。如果单独、孤立地从一个证据来判断，就可能会出现真寒假热，或真热假寒的误判。就是说，仅仅从某一个面去定性，则易有偏颇，所以四诊就是相互佐证，通过望闻问切，得以综合研判，来证明在某一方面确有实证或虚证，或虚实交杂，或以实为主，或以虚为主。这就是我们常讲"孤证不立"的真实意思。所以，无论望诊、闻诊、问诊还是切诊，都是为病机服务，能从里面抓取更多有效信息来佐证我们的判断，这才是最主要的。

录音整理：何潇墨

文字校对：邓　辉　任辰玉

　　　　　王　娅　刘　琼

问诊——详细询问以察病

问而知之谓之工，在《内经》时代，"工"即医生之称谓，就是用询问方式向病人及知情者了解其自觉症状、疾病起因及治疗经过，藉以更全面地掌握病情动态变化，是为问诊。

在《内经·素问》中，有多篇章节谈及问诊，如《素问·三部九候论》："必审问其所始病，与今之所方病"；《素问·移精变气论》："闭户塞牖，系之病者，数问其情，以从其意"；《素问·疏五过论》："凡欲诊病者，必问饮食居处，暴乐暴苦，始乐后苦"。皇甫谧亦示言："所问病者，问所思何、所惧何、所欲何、所疑何也。问之要，察阴阳之虚实，辨脏腑之寒热，疾病所生，不离阴阳，脏腑寒热虚实，辨之分明，则治之无误。"[16]

症状为疾病的映像，故需深入了解病发背后的环境、时间、诱因、轻重缓急、初始症状及其部位、感觉程度、从发病初到本次就诊前做过的相关诊治及疗效、有无不良反应等。在辨证过程中，问诊所收集的信息量比重甚大，为病历的主体部分。

问诊当围绕主诉，尽量使用非专业术语，注意场合与对象，态度和蔼，耐心细致，忌用诱导性或暗示性语言，从而获得翔实、可靠的相关讯息。要做到问诊的极致，除须囊括年龄、四时、寒热、饮食、二便、病症、情志、梦境、职业、生活史及经带胎产等信息之外，最核心的是能透过现象察其本质，也就是必须充分了解、搜集与患者相关的各类信息，这个问题比较重要且深刻，非常值得我们认真仔细地探讨研究。

问诊技巧：若直接问吃饭怎样，患者回复说香或不香，那医者就无法再继续询问，应问食后有无嗳气、反酸、打嗝、胃胀痛等，或饥饿时胃脘是否有不适。同样，要是问睡眠咋样，患者只说睡觉好或不好，也就无法做进一步研判，当问入睡快慢、睡眠深浅（浅睡眠就是稍有动静即醒），以及有无早醒、多梦等。再就是问二便，也不宜直接问二便怎样，而是要问大便几日一行、是否成型、干或稀、有无不尽感、食凉物和辛辣是否易腹泻、晚上起夜次数、小便颜色及气味等。

"辨证首重病史，论治首重体质"。问发病原因及病史，如主诉头疼，要问首次发作的原因，有无着凉、生气或外伤，来诊前的治疗过程等。推及其他主诉，皆须掌握病因和病史，有的人可能暂时想不起来，但医者一定要问。

职业性质：讲话多则耗气，教师或在学校工作的人，有时未必在一线从事教学工作，但同气相求，只要长期和教师处在同一群体，他们就容易气虚；某患者左肩痛楚，问知是公交车司机，这就清楚了，我们国家汽车方向盘在左侧，时常开窗透气，是不是左肩容易受风？若是做销售，则常在外面吃饭，难免应酬多，烟、酒、肉少不了，多有湿热痰火倾向……

根据患者所在地：如新疆、内蒙古地区的人，普遍多饮酒食肉，肉多生痰，酒壮胆火，临证分析时当考虑到这方面的因素；广东、福建地区暑湿重，其人肌肤稍薄脆、腠理略开疏，用药宜轻省；陕西、甘肃气候寒冷，土地刚燥，其人皮肤腠理相对致密，用药当重复。

有一患者向来爱上火，今天口腔溃疡，明天耳鸣、口苦，后天目赤、鼻干痒，每天必高歌一曲，感觉此人比较躁动，他也经常服各种泻火、滋阴药，但没有明显效果。问了姓名，马上明白了，火字旁的姓，名字偏旁为火和木，木生火，连姓带名有三把火，能不躁动吗？可见姓名对人也有非常大的影响。当然，我们主要是从中医的病机来研究，查看姓名是另外一种视角，也可作为一个重要的参考，非常值得关注。

患者的不适症状在哪些情况下加重或减轻：如腰痛，在活动后减轻，则从实证论，治以疏散；在劳累、行走后腰痛，休息后缓解，多属虚证，治以补气升举；阴雨天腰痛或症状加剧，为湿重。饥则胃疼，得食则安，是胃气虚；食后胃痛而胀，多属实证；生气后，情绪差则胃不适，为肝逆。小便前灼疼多火，小便后灼疼常为阴虚或气不足。无痰或痰少、白天咳重，多从火论；胃灼烧感、喜汤饭常是胃阴虚；易反酸、爱吃干饭、恶食汤饭，则胃多有饮；喜甜食，甘缓入脾，属脾胃之气不足；恶甜食，常有积食或湿热。

再就是问：有没吃社会上流行的补品——虫草、阿胶、大枣、枸杞这些？假如属于真正的实热证，如血糖、血脂、血压都高，面红耳赤，大便干燥或黏滞不利，小便黄秽、性躁等，再常吃这些东西，肯定不合适。所以，是否滥用补品也是辨别体质的重要因素。肌瘤、结石的人多有湿热；近期是否做过手术，术后、产后多有虚证……这些也是需注意的要点。

还有，《素问·疏五过论》中讲的"脱营失精病"[17]，即问清患者社会地位高低等经历，如先贵后贱，虽未感受外邪，疾病每从内伤产生，这类病是脱营；若先富后贫，发病则为失精，指的是精气损耗之证。一个人的社会地位由尊贵而后卑贱，从富有而后贫穷，处境由好转坏，内心产生极大落差，心神不舒、愤懑郁悲，无一不有，故内伤脏腑。这类人最容易得癌症，可见对待贫富贵贱的心态，在很大程度上影响着人们的健康。

乏困有虚和实，虚为气不足所致，实是火盛，就是"壮火食气"，所以，乏困未必就是虚证，在多数情况下，实际是郁热所致。怕冷属虚证还是实证？有人虽怕冷，但大便干燥或黏滞不利、小便黄、脉数、舌红苔厚、口臭明显，则是实热证。由血虚、经脉受寒引起的手足凉冷，宜温经散寒，为当归四逆汤证；亦有阳虚阴寒、手足逆冷过踝腕、须回阳救逆的四逆汤证；又有阳气内郁、手足逆冷不过踝腕、治以舒畅气机的四逆散证。所以，不应片面地说"怕冷就是虚寒"，一定要凭证据研判，有了脉象、舌象、二便等相关证据支持，才可以真正确定为虚寒。

不能很快入睡为眠艰；入睡虽快，但稍有动静就醒属眠浅。多梦也要问喜做什么样的梦？阴盛，梦过河涉水而恐惧；阳盛，梦大火燔烧；阴阳皆盛，则多梦相杀毁伤；上盛，常梦凌空而飞；下盛，易梦重坠下堕；肝气盛，多梦怒；肺气盛，则梦恐惧、哭泣、飞扬；心气盛，时梦善笑恐畏等。

无论男女都须问有无抽烟、喝酒习惯，嗜烟酒之人常有胆火、痰湿；长期熬夜之人多有阴虚；生活习惯对辨证也有重要影响，曾经有位气虚患者，除了劳累因素之外，还有一个细节，就是每天坚持用艾叶、花椒煮水泡脚而耗气。

孤证不立，单独证据不能成立，往往有失偏颇。在临证时，判断一个人的虚实寒热，首先当有宏观大象的判断，然后再搜集更多证据来支持。在辨证的基础上，才能谈施治，至于用药、针刺或艾灸等，那只不过是一种手段和工具，所以说，问诊的目的就是为辨证提供依据。

章太炎指出："中医之成绩，医案最著。欲求前人之经验心得，医案最有线索可寻，循此专研，事半功倍。"[18] 从古至今，一语中的的医案非常多，闻其名，如甘露入心，若研读，则能使人醍醐灌顶。

古今名案举萃

一、《续名医类案·不眠》钱国宾治喜辛辣炙煿

喻少川，50 余岁，体厚刚健，性急躁而易动肝气，终夜失眠不寐已六年。询素喜辛辣炙煿，晨诊其脉，寸关洪浮有力。《难经》曰："人之安睡，神归心，魄归肺，魂归肝，意归脾，志藏肾。五脏各安其位而寝。"夜属阴主静，日属阳主动，阴阳平和，则安然寤寐。此人六年不能眠，当为阳证，宜大泻其阳，使阴气渐复，则能安寐，故用大承气汤加大黄二两，泻十余行，其人昏倦，睡数日方醒，服粥食而自愈。[19]

二、《孙曼之老师分析医案思路》治滚楼梯后

某女，70 岁，低烧一月半，医院检查无果，输液退热而乏效。询发热作于一月半前滚楼梯后，孙师曰：此为阳陷于阴，径投败毒散一剂而热退人安。[20] "恐则气下"，人在恐惧时，一紧张，外风乘虚内陷，阳之本性非降，欲升而不得则发热，故用败毒散，诸风药举其欲升之清阳，得矣。

三、《张大昌医论医案集》治舌战失利后

李某，女，28岁，呃逆频作10余日而不已，其声响亮，烦躁易怒，腹满不食。询因与人口角，舌战失利而起，此乃怒急伤肝，失其条达，气逆不降之证。治以疏肝、降逆、止呃法，方用紫宫汤化裁。

乌　药10克　茯　苓20克　龙　骨20克　牡　蛎20克
生　地15克　射　干10克　黄　芩10克　怀牛膝10克
甘　草6克　旋覆花10克（包煎）

服药三剂，呃止，余症皆缓，效不更方，续服三剂而痊。[21]

四、《格致余论·治病必求其本论》治喜食鲤鱼

族叔祖，70岁，禀赋甚壮，形瘦。夏末患泄利至深秋，用百方而无效。朱丹溪认为，此病虽时久但神不憔悴，小便涩少而不赤，两手脉俱涩而颇弦，患者自称膈下微闷，食量亦减。细思此必有多年沉积，病当在胃肠。询其平生喜食鲤鱼，三年无一日缺，故曰：积痰在肺，肺为大肠之脏，大肠之本不固，当予澄其源而流自清。用茱萸、陈皮、青葱、蘆菌根、生姜煎浓汤，和以砂糖，饮一碗许，自以指探喉中，至半时辰，吐痰半升许，如胶状，是夜症减一半，次日晨又饮，吐半升而利止。后与平胃散加白术、黄连，十日而安。[22]

五、《徐洄溪医案·外感停食》治闻饭气则呕

商人杨秀伦，74岁，外感停食，询众医以年高而多用进补之药，遂致不能纳食，闻饭气则呕，不食不眠已一月余，惟以参汤续命。徐大椿诊后称：此病可治，但我所立方必不服，不服则必死。众医忙问：当用何药？我笑曰，非生大黄不可，众医果然大骇。药煎成，使病人服用，旁人皆惶恐无措，药服一半，当夜即气平安寝，然并不泻。次日全服

一剂，出宿便少许，身体益和舒适，从此饮食渐进，精神如旧，群医皆以为奇。[23]

六、胡希恕治发热头痛

刘某，女，27岁，发热头痛一周，曾服中西解表药，大汗出而身热头痛不解，头胀痛难忍，心烦欲吐，口干思冷饮，皮肤灼热而不恶寒，询大便已三日未行，苔白厚，脉弦稍数，证属里实热、胃不和，治以清里和胃，投调胃承气汤。

大黄 10 克　　炙甘草 6 克　　芒硝 12 克（分冲）

上药服一煎，大便通，头痛已，身热减，体温如常。[24]

传统中医四诊，问诊最为要，药王孙思邈指出："问而知之，别病深浅。"[25] 王好古进一步称："常人求诊时，拱默，唯令只切脉，以试其能否知病。须知脉者，为人之气血，附于经络，热胜则脉疾，寒胜则脉迟；实则有力，虚则无力，至于得病之缘由，及所伤之物，岂能仅以脉而知？故医者不可不问其由，病者不可不说其故。"[26]

录音整理：王　娅

文字校对：刘　琼　邓　辉

脉诊——切而探病

说到中医，很多人都会自然地想到看起来最为神奇、玄妙幽微的脉诊。即医者用三指在患者手腕的寸关尺部一搭，根据它的跳动、手感来探查脏腑的病理变化。在一定程度上来讲，脉诊已经超越了中医四诊本身的意义，俨然成为我们中华民族的一个特殊的文化符号。

众所周知，由于寸口脉便于诊察、易于触知，西晋太医令王叔和在他的脉学专著中，倡导"独取寸口"之诊法，沿用迄今已近两千年。它的问世，对中华传统医学产生了重大影响，从而奠定了脉学诊断的基础。后世医家对脉诊的研究更是高度重视，历经千年实践，寸口脉法积累了丰富的临床经验，并总结出了很多具有重要价值的文献资料。

我们今天探讨的重点，不是王叔和《脉经》的二十四脉、李时珍《濒湖脉学》的二十七脉，也不是李中梓《诊家正眼》的二十八脉，而是平常比较少有涉及的部分。要知道，脉象从细、小、软、弱到粗大有力，从浮、沉、迟、数到弦、滑、芤、涩、紧、缓、濡、代等，还有平常讲的左右手的寸关尺，分别代表心肝肾和肺脾命门的排列顺序，实际上都是取象比类思维的产物。寸关尺的寸脉一般指上焦，关脉为中焦，尺脉则偏下焦。从位置来讲，如将前臂竖放，立体地去看，寸关尺部就是人体的上中下，脉象就是在这种视角基础上所形成，是人为规定的。比如：寸脉最高，关脉其次，尺脉最低，它们所代表的左脉的心肝肾和右脉的肺脾命门。我们去观察，心肺最高在上，肝脾居中，肾和命门最低在下，这是很直观的认识。

对于脉象的"分部候脏"，王叔和提出寸口分主脏腑理论，以左寸主心与小肠，左关主肝与胆，左尺主肾与膀胱，右寸主肺与大肠，右关主脾与胃，右尺主命门与三焦；[27] 褚澄在《褚氏遗书》中称女子之脉，以左寸为命门，左关为脾，左尺为肺，右寸为肾，右关为肝，右尺为心；[28] 李东垣的观点以人迎脉大于气口属外感，气口脉大于人迎属内伤；[29] 喻嘉言在《脉部位论》中称小肠当候之于右尺，大肠当候之于左尺[30]……历代医家对此各持己见，难有定论。分析问题当高于矛盾之上，不可陷于矛盾之中，故追本溯源，还原取象比类思维的视角，取其意而不泥于形才是。

在评脉的时候，我们也注意到，刚开始摸的脉和摸上一会儿的感觉不一样，或者同样是一个患者的脉，两个人评的结果不同。就是说，找一个患者坐在这里，有十个人去摸脉，这十个人摸出来的脉有可能各不一样。为什么会出现这样的差别？一个原因就是，每个人摸脉的力度不一样、时间不同；再就是，反复摸这个脉，当血管受到指下压力后，其内空间相对变窄，血流就会发生变化，或紧或快，就和原来不太一样，很可能从无力逐渐变成有力。所以说，当评脉的时候，每个人摸出来的脉，只是这个时间段（几十秒或几分钟）的脉象，它只是连续不断的脉象中间的一个片段，然后就给这个片段的脉动状态取了个名，称作弦脉、细脉、滑脉、迟脉等等。既然如此，一个人在被摸脉的前十分钟与十分钟之后的脉象有些许差别是很正常的。

关于这一点，孙曼之老师在《谈谈学习脉诊的问题》一文中指出：一个脉象往往只是不断持续的整体脉动中间的一部分，当了解了脉象的连续性和片段性之后，我们摸出来的当然就是一个短暂的局部，而后对它做的一个定义。脉的连续性，犹如人体上的大海和森林，才是相对真实的脉象。说到这儿，我们就会理解，前人总结的二十四脉或二十八脉等，同样也都是连续脉象变化中间的一个片段，这都是人为规定的，截取一个片段，只是有利于我们的描述，然后再去寻找它的规律性。

脉的跳动又是怎么形成的？实际上，脉象就是气在血管里流通造成的，也就是经气的流动。气为血之帅，血为气之母，血液是靠气来推动的。血液只是个载体，它最核心的东西是气，这是先贤对脉象的理解。比如，血管破裂的这种大出血，在我们传统中医来讲，就是气脱，血液流失的同时把气带走了，所以叫气脱。我们肉眼看到的这个东西是血，但是人体经脉里流动的其实主要是气，当它流出来时，我们只能看到红色的血液，无形之气虽看不到，但确实可以感知到。

后世对脉诊有很多理解和阐发，比如朱丹溪治病时，善于观形色，然后再查问诊脉。他认为外症虽表现一样，但治法则有很大区别。他提出肥人贵脉浮、瘦人贵脉沉，就是说：胖人如是浮脉则吉，瘦人以脉沉为佳；又讲肥人脉细欲绝者死，即肥胖的人脉很细为死证，多不良；瘦人脉躁者死，躁动不安，数脉，瘦人本就多阴虚火旺，这是很不好的脉象；身大脉小者死，身高体硕，但是脉小，这个"死"不一定都是死证，而是说凶证，多有预后不良之意；身短脉长者死，身材较矮，但是脉长，这也是病脉；身长脉短者死，身体硕长，但脉短，也是死证；身小脉大者死，身材小巧，但脉大也是死证。

一个人的脉象，如果和季节相应，则为平脉，如果不应则是病脉。春天应以弦，夏天应以洪，秋天应以毛（浮），冬天应以石（沉），这样就是平脉、正常脉象，反之，则属于病脉，这是宏观大象的判断。还有地域因素，南方人腠理微疏松，脉象多以轻细而数为主，就是脉道细，流速稍快一点；北方人毛孔相对南方人紧密，脉象常沉而实，这是正常脉象。再就是性别、年龄因素，女子脉象相比男的柔弱、稍快；小孩阳气足，所以脉也快一点；壮年人的脉多有力，也是一个常态。在这些基础上，我们再把情志、劳逸、饮食等因素考虑进去。脑力劳动者比体力劳动的人，脉相对弱一些；饮酒、餐后，脉多有力；饥饿时，脉多缓而无力。

讲这么多，意思就是说，在脉诊时，除了考虑脉象本身的浮沉迟数等因素之外，也要顾及其他外在因素，如果不了解患者的性别、年龄、地域、情志、体格、劳逸、睡眠、饮食、二便、既往史、现病史等，那肯定会有失偏颇。对于病机的判断，一般很难做到百分之百，只能不断努力以无限接近实相。比如，我们学习了朱丹溪的善观人体形色之法，然后再查问诊脉，就更能洞察现象的内在本质。

下来列举几个常见的脉象，和它们分别代表的意义，就不按教科书上写的二十八种脉象那样一一去说了，我们只是宏观地讨论一下。

沉脉，定义为轻取不应、重按始得，即轻轻摸，感觉不到，重按才能摸得到，这叫沉脉。沉脉表示里证，六淫之邪入脏，或情志内伤等，意思就是在内部，比较深，取象比类思维，病在里或痛极，到了深处、极点，这样去理解。

浮脉，轻取就可以摸到，重按稍弱不空，就是轻轻一摸即应指，有上浮之意。浮到表面不正是表证吗？表证多起于外感时邪，症状较轻，常见恶寒、发热、头身疼痛、舌苔薄白，兼有鼻塞、流涕、咳嗽、喷嚏、咽喉痒痛等。在一些情况下，浮脉也可以作为虚证的表现，浮而无力多为虚阳浮越，见于病久而元气亏虚之人。

迟脉，定义是一息不足四至，呼吸一次脉搏不足四下，跳得比较慢，很显然是不足或是虚寒等。

数脉，就是快，呼吸一次脉搏跳了五下以上，火性急速，在多数情况下，从实热证论，但有时也可能是虚证，当综合其他因素宏观地看。

虚脉，轻按无力，使劲儿一按没了，脉道空虚，显而易见是气虚、血虚等不足表现。

实脉，轻按、重按都有力，肯定多从实证考虑。

滑脉，就是往来流利，如盘走珠，应指圆滑，摸起来滑溜溜的那种感觉。痰饮湿黏滑利，自然是滑脉；孕脉，胎儿在胞宫羊水中有活动之象，也是滑脉；月经脉，有流动滑利之意。

总之，对于一个脉象，一定要去理解它，把其中道理想通，也就是前人为什么用这个字来命名它，究竟想说明什么问题，这些才是关键。

再就是舍脉从证和舍证取脉。就是说，当脉评出来后，和前面的望、闻、问三诊结论不一样，那干脆不要这个脉诊了，以前面的三诊为主，这叫舍脉从证；舍证取脉是，脉诊和前三诊不一样，但觉得脉象更接近于病症实质，则以脉诊为凭依，不管前三诊。关于舍脉从证和舍证取脉，古今医家们各执其说，实际上，当我们对四诊仔细辨析深思后，发现不应该存在这样的问题。通俗地讲，望闻问切这四诊当是统一的整体，不应该出现脉诊和前三诊之间的不符，应寻找脉诊和前三诊冲突的原因，看有没有辨证的失误。说到底，其实还是辨证不够仔细。

脉诊讲了这么多，终究我们得有个前提，什么前提？就是必须老老实实地从中医的传统脉法、取象比类思维去仔细分析、理解这个脉象，不能脱离医案本身，然后得出一个中肯合宜的结论。当然，对于有特异功能的高人，属于特殊情况，不在今天的讨论范围之列，就像喝了上池水的扁鹊，如果真有透视神通，再讨论脉象是没有意义的。在太史公的《史记》里，关于扁鹊的传记，说他吃了长桑君的药，喝了上池水之后，能隔墙见人，能透视人的五脏六腑，以此来看病。这段话写得很传神："以此视病，尽见五脏症结，特似诊脉为名耳。"[31] 扁鹊能返观内视，只不过用诊脉来做样子罢了，这种能力学不了，因为一般人都无缘得传仙术。所以，民间那种有神通的异人，可遇不可求，具有这种能力的人，和传统中医的脉法没有关系，我们不做讨论。

还有，张颖清教授提出的生物全息论，认为每个生物具有生命功能相对独立的局部，可以包含整体的全部信息。[32] 就是说，人体的某个脏器若有病变，就会在体表特定的部位有相应的表现，是整体缩影的观点。如我们中医的面诊、眼诊、耳诊、手诊、脉诊、脐诊、腹诊等，有诸内必形诸外。

也可以从这个视角，用全息元论来解释脉象形成的原因，这些非常值得我们去重视、学习。

病人伸出双手，其脉象是全息的，通过触按诊脉以提取信息，并结合"望、闻、问"三诊加以分析，从而得出疾病背后之实相，如此最能考验一个中医人的功力深厚与否。故医者还须熟读、参透经典，坚持不懈地临床历练以体悟，方可从量到质、从形到神、由器到道，达至更高层的纯正境界，也就是"悟得到、说得清、治得效"。

录音整理：张　瑜
文字校对：王永英　姬泓江　刘　琼

通古话今论相火

《素问·天元纪大论》曰："君火以明，相火以位。"[33]

君，指君王，喻为最高主持者；火，有温煦、推动之意，是事物生发的动力。君火，即事物发展变化的最高中枢、主持者及其动能。

相，宰相，有辅佐之意；相火遵从君火旨意，是具体完成、促进事物发展变化或人体生长发育的动能。西汉名相陈平指出："宰相者，能上佐天子理阴阳，顺四时，下育万物之宜，外镇抚四夷诸侯，内亲附百姓，使卿大夫各得任其职。"[34]

一般认为，肝、胆、肾、三焦内均寄相火，而其根源则在命门。常说的清相火，多指情欲之火，或者情欲之火为相火中的重要组成部分，包含性冲动、七情欲望所致之内火。相火倚仗下焦肝肾之阴精为质，在常态下为人体生发之源，若相火妄动不居，则成"元气之贼"，能伤及人体之真阴。

明，神明，光明，是君火常态应有之表现；位，位置，安于本位并能充分行使其本身应尽之职责。如此"君火以明，相火以位"者，即君火之政，至尊无为，无私之光如常；相火守位禀命，宣行火令，辅佐君火以王道敦化，犹宰相奉行君令，职位之所然。

张介宾在《景岳全书·君火相火论》中认为："盖君道

惟神，其用在虚；相道惟力，其用在实。故君之能神者，以其明；相之能力者，以其位。明者明于上，为化育之元主；位者位于下，为神明之洪基。此君相相成大道，有此天不可无此地，有此君不可无此相。"[35] 君相二火，皆为人体阳和之正气，失其正则为邪，失其和则为热，故所谓君火、相火为邪者，当指君火、相火之邪热者而言，并非君火、相火之本身为邪火。

关于相火之论，古今医家多有阐发，如朱震亨认为相火以肝肾为源，存于五脏六腑之中。相火其常，隐为贵，则是人非此火不能有生；相火其异，显为妄，则是元气之贼。黄元御在《四圣心源·卷四·劳伤解》中论述："乙木上行而生君火，甲木下行而化相火。"[36] 乙木在人身为肝，性质阴柔以升为君；甲木在人身为胆，纯阳参天以降为相。即上升者君火，下降者相火，实溯其本源不二。彭子益在《圆运动的古中医学》中提出：春分至立夏（3月20日~5月6日）的热，为君火；小满至小暑（5月20日~7月8日）的热，是相火。君火运行，旨在上升；相火运行，意在下降。相火由秋降入水中，再由春上升，乃为君火，而君火又随相火下降，名曰五行。相火下降于水中，为君火之始气；君火者，相火之终气，君火又随相火下降。[37]

今人多喜进补，且普遍使用生长素、促熟剂等类激素物，加之近年网络影视作品颇多情欲镜头，又熬夜多虑、厚味嗜酒等，此皆能不断消耗、透支生命活动的物质基础——阴血（精）。阴精者，易损难复，若伤戕过度，则阴虚阳亢、相火妄动，在小儿常表现好动烦躁、睡眠不安、性发育提前、早熟等类似亢进状态；成年男性则时见少寐多梦、心中烦热、头晕目眩、心悸不宁、善恐健忘、遗精早泄；女性则现月经提前、春梦潮热、小便短赤、口干目涩、舌红瘦、脉细数等症。

张景岳提出引火归元法："阴根于阳，阳根于阴。凡病有不可治者，当从阳以引阴，从阴以引阳，各求其属而衰之。"[38] 即真阴不足，阳无以依附，虚阳外浮或阴寒内盛，格阳于外，故出现真寒假热之象，其法皆可在滋阴药中少少加入附子、肉桂等物，引导上越之火复归命门之中，则可安。方如《金匮》八味丸：附子、肉桂、熟地黄、山药、山茱萸、茯苓、泽泻、牡丹皮；次如陈士铎之引火汤：熟地、巴戟天、茯苓、麦冬、北五味；又如费伯雄的潜龙汤：龙齿、龟板、生地、龙骨、知母、黄柏、人参、玄参、蛤粉、肉桂；再如王正宇所创导龙入海汤：生地、熟地、生龙骨、生牡蛎、怀牛膝、附子、肉桂。明其理，必不泥于诸方，皆可化裁投用，以得其实效。

丹溪认为阴精物质有限，只能供给人身三十年即始衰竭："夫以阴气之成，止供给得三十年之视听言动，已先亏矣。"那到底是何种原因使人阴精加速消耗？丹溪翁进一步以相火论述："人之情欲无涯，此难成易亏之阴气，若之何而可以供给也？"[39] 人体经络气血为阴，属物质，其所以能升降、流通，是因为有阳的存在，亦是具生发之气的小火，即正常之相火。

如受外界刺激，比如情欲之事，则多会相火妄动而伤及真阴，从而加速衰老，故贪欲之环境当尽量回避。亦不可盲目进补，并少食激素、加工次数多之食品等。但今人都觉此事说则易，执行起来实是甚难。早在 700 多年前，丹溪先生就充分预见到："古人谓不见所欲，使心不乱。若以温柔之盛于体，声音之盛于耳，颜色之盛于目，馨香之盛于鼻，谁是铁汉，能心之不为所动?"[40]

中医的载邪外出与围师必阙思维

"阳加于阴，谓之汗"，语出《素问·阴阳别论篇》，[41] 意指体内阴藏之津液，受阳气蒸迫，阳动而散，则化气；阴静而凝，故成型；自人体透达毛孔变化而出，是为汗。

欲发汗，须在阴液充沛的基础上加阳药以推动，阴阳俱足，阳加于阴，则汗可出；若体内真水不足，阳盛于阴，则无以化汗而泄其热。故阴药入腹，相合于内热，蒸腾生津以载邪外出，则热当可折，症自向愈。

周学海在《读医随笔》中称："凡欲发汗，必须先养汗源，并非顾虑其伤阴，而是担心津液不够充盈，则邪无所载，仍不得以出。"[42]《伤寒论》太阳中风汗出而病不愈，仲祖救表用桂枝汤，并非表有虚以桂枝闭腠理而止汗，因卫有风邪，故病自汗，藉以芍药充其营，桂枝发其邪，则卫不能藏奸而表密，故汗自止；麻黄汤中加石膏，非但意清其内热，甘寒之物能助胃以生津，使胃汁充盈，邪乃有所附而聚，聚则可使其驱出为尽，所以最玄最妙者，则辛散之剂佐用甘酸、甘寒方能发汗，以无阴不作汗，皆得载邪外出之意。

疮疡之出脓，是由于皮肉之间邪热极盛，肉腐蒸酿而成，为气血所化生，是正胜达邪、托毒外出之象。气血充足，出脓色黄明净、气味淡腥、稠厚量多，则疮口易于愈合，预后多良；反之则预后多不良。申斗垣在《外科启玄·

明疮疡宜贴膏药论》中所述"煨脓生肌法",[43] 是指疮面愈合的后期阶段,新肉不长,外敷中草药膏或散剂,使疮面渗出液增多,托脓拔毒以载邪外出。

廖育群在《医者意也》中认为:用艾灸治疗时,真正的主角不是火,亦并非热,而是"烟"。在古人认知中,对烟的作用有着比较特殊的思考,即神仙、邪气、鬼怪等不可见之物活动的载体、通道,如《西游记》中神仙们的腾云驾雾、众妖怪的随黑烟现身或逃遁。也就是说,当用艾对人体某一患处进行灸治时,则含有令致病之"邪物",循人为制造的通道"烟"离去之意,这也就是"烟"的载邪外出作用。

围师必阙是孙武在《孙子兵法·军争篇》中列举的用兵八原则之一。[44] 阙,通缺,缺口之意,是指围敌时要虚设缺口,给贼人留下逃生之路,让其自动弃城而逃,则可免去攻城之苦。理身如理国,用药如用兵,医家治病宛若兵家作战,皆同一理。故中医遣方用药也重在调畅气机,给邪出路,以杜闭门留寇之患。

如钱仲阳的导赤散(生地黄、木通、生甘草、竹叶),[45] 方证乃心经热盛或热移小肠,主口舌生疮、小便赤涩、刺痛、舌红、脉数者,亦可用于腋下臭汗症。方中生地黄性禀至阴,甘苦而寒,能补肾水真阴不足,可治少阴心热于内,伍木通为用,专泻丙丁之火;生甘草制诸药毒,可泻心火,达前阴,去茎中痛;竹叶味甘而淡,气平性寒,专凉心经,亦清脾气,有却热除烦、生津止渴、利小水之功;木通甘淡轻虚,味苦性凉,为藤蔓之梗,其全体玲珑通彻,可上通心包,下通小肠与膀胱,故能泻上焦之蕴热,曲曲引之下行自小便而出,以从围师必阙之事。

张景岳之抽薪饮（黄芩、石斛、木通、栀子、黄柏、枳壳、泽泻、甘草），[46] 治诸火炽盛而不宜补者，为专于攻泄火热之剂。方中性寒味苦、气薄味厚之栀子，清泻三焦之郁火，导痞块中伏邪以屈曲下行；泽泻被誉为除湿之圣药，性寒味咸，气味俱厚，沉而降，能去旧水而养新水，伍木通以大利前阴，围师必阙，使热邪能有所归。

七味龙胆泻肝汤（柴胡梢、泽泻、车前子、木通、龙胆草、当归梢、生地黄）[47] 为足厥阴、足少阳之药，方主肝胆实火、肝胆湿热循经上扰下注所致之证。上扰则头巅作痛、目赤，或耳鸣、耳聋、耳肿，旁及两胁作疼且口苦；下注则循肝经所络阴器而发为热痒阴肿，湿热下注膀胱则尿血赤淋，甚则筋痿阴痛。方中木通、车前子、泽泻之辈，专行围师必阙之责，以渗湿泄热，咸润达下，引肝胆之实火自小便而去，使诸热有所从出。

仲圣及古今医家临证，或以载邪外出，或以围师必阙诸法，其方极多，难以胜数，医者不可不知。

提高君药疗效初探

关于君药，《素问·至真要大论》曰："主病之谓君，佐君之谓臣，应臣之谓使。"[48] 明代医家何柏斋在《医学管见》中称："大抵药之治病，各有所主，主治者为君，辅治者属臣，与君相反而相助者是佐，引经及治病之药至病所者，使也。"[49] 可知遣方的使命在于根据主诉，通过辨证论治来分析表象后面深层次的核心原因，也就是抓主证，洞察病机因果，解决当前主要矛盾，据理依法酌选而定君臣佐使诸药。君药的数量宜少，集中力量歼灭当前病机主证，主证解决后则兼证随之消弭；剂量亦未必要重，取其轻清之气，易为升降，迅达经络而径入病所，流走百骸以交阴阳，则诸证自可向愈。

如何使君药在方剂中发挥其最佳疗效，张元素认为："为君最多，臣次之，佐使又次之。药之于证，所主停者，则各等分也。"[50] 李杲则在《脾胃论》中申明："君药分量最多，臣药次之，使药又次之。不可令臣过于君，君臣有序，相与宣摄，则可以御邪除病。"[51] 以上所述，皆谓君药剂量重而可力敌之论，今借杨树千先生对此的见述："偶然初看时，似乎用药极严格，有条不紊，如果细想，再与古今方剂相比较，用药如此规律，是占少数，而大半超出这样的限制。"[52]

至清代医家吴鞠通确立三焦辨证，他提出"治上焦如羽（非轻不举），治中焦如衡（非平不安），治下焦如权（非重不沉）。"[53] 上焦部位最高而近于表，所以治上焦的病，宜用如羽毛那样轻清升浮之物，否则药不达病所；中焦处于上、下焦之间，中正平和如秤杆之平衡，是升降出入之枢纽，故中焦有病用药须不偏不倚，既不能用上焦轻清升浮之品，亦不宜取下焦滋腻潜降之物；下焦部位最低，而偏于里，用药宜重浊，犹如秤砣那样沉重之品，方能径至病所。

君药遣用当区别升降浮沉之异，量轻灵动，利于升清，宣泄疏通；重则沉降，利于攻下，降浊除湿。轻则如四两拨千斤，重则如铁锤搏击，过轻易于不及病所，过重则易于越过病所，轻重得宜，方可获效。详察其升降之德，一以位置：王太仆以心肺为近，肾肝为远，脾胃为中；刘河间以身表为远，身里为近。如发表、走头面上焦取量宜轻盈，中焦稍沉，下焦则须重浊。其二为药物自身之性味：如麻黄、黄芪之升发，磁石、牡蛎之沉降，欲升则量轻不宜重，须降则量重不可轻。若药量与性味抵牾时，则当通盘考虑。若苦降之药，取量轻，使其缓降，则可求其发挥作用以后至。又如辛甘升轻之叶子、诸花等先升后降之物，剂量重则可降下，剂量轻就能升上。但有药物具升之性，若使其剂量取重，则先降而后升。有一甘味药如黄芪者，可取其剂量大，先降而后升，升时挟旁药同行，取舟车托举"后至者成功"之意。故加大君药剂量，多是将其打击靶点下移，与打击力度无关，传统中医取象比类思维如此，亦是有别于西医之处。

关于五行通关在临床中的运用，刘基在《黄金策》有云："（五行之性）贪生贪合，刑冲克害皆忘。"[54] 意即五行刑冲克害之性，会因贪生贪合而忘记其性，是指合神力量最大，自己被生合，不能克我克之行。古代中原和少数民族打仗，君王就喜用"和亲"之策，化敌为亲为友，和亲即是通关。如肝火上炎，欲行清金制木之法者，可遴选归肾与膀胱二水经之药，使金水木相生，则可通关；又如大便干结而从增液行舟法时，酌加味辛而苦、专入肝脾、行气导滞之药，使土金水相生，亦取通关之意。诸如制肝实肺、泻木安土、补土泄木等法，皆可类推运用五行生克理论及病理变化关系予以通关之法，则常能使君药有事半功倍之效。

何文勤公尝诫纪昀曰："满腹皆书能害事，腹中竟无一卷书亦能害事；国弈不费旧谱而不执旧谱，国医不泥古方而不离古方。"[55] 故学者必不可不尊经，不尊经则学无根柢，或流于异端，然尊经太过，死于句下，则是为贤者之过。

关于药简效宏的探讨

我们学习仲祖方剂时，一定注意到了经方的药味并不多，就《伤寒论》而言，全书共 113 方，仅 82 味药，随证变化万千，方中减一味或加一味，根据药味或用量的调整，其方意和作用就会发生相应变化。药味多的方也有，但比较少，总体来看，《伤寒论》以五到八味药的方子居多，其特点是药简而效宏，就是用药并不多，但效果却非常好。还有后世的许多医家，如钱乙、朱丹溪、叶天士、张景岳、喻嘉言等，这些前贤，他们共同的、最大的特点也是药味简约而疗效著，这也就是我们今天要探讨的话题。

多数情况下，前人仅用药五六味或七八味，甚至仅三四味乃至单味即取得成功，当看到这些精彩的医案时，几乎所有中医人都会发自内心地感慨：自己什么时候才能达到如此高度，真正做到药简而效宏呢？

那我们究竟如何才能接近前人的水平，他们的思维方式是什么？当然，也并非说药味多的方子效果就不好，药味少的一定就好，我们不能仅凭药味的多寡来论水平的高低，但总体来讲，疗效好而药味少，那当然是高层次的境界。所以我们在学习前人经验之方和疗效卓著的医案时，除了表面上看到的药简效宏，最主要的还应理解、感悟其背后深层次的立方原意。

简言之，如何做到药简而效宏？首先当抓主证，寻找核心病机。解除当前主证，兼证自然会缓解甚至消失。也就是集中力量化解当前主要矛盾，不要想着一次性把所有的病都治完。寻找病机并分层次，集中药味针对某个最突出的层次率先进行处理，就一个方向，让其马上见效，然后再针对下一个层次用药，也就是化整为零，逐个攻破，集中力量打歼灭战。

如仲祖《伤寒论》第 138 条：治痰热结于心下、按之则痛的小陷胸汤[56]（黄连、半夏、瓜蒌）；第 209 条：治阳明病、潮热、大便微硬的大承气汤[57]（大黄、厚朴、枳实、芒硝）；第 310 条：治下利、咽痛、胸满、心烦，可知为肾水亏损心火炽盛，故用甘凉润燥法以养阴清热，猪肤汤[58]（猪肤、白蜜、白粉）主之；《金匮要略》惊悸吐衄下血胸满瘀血病脉证治第十六：治热盛吐衄的泻心汤[59]（大黄、黄连、黄芩）。或通或下，或养阴或清热，只一个方向，所以用三到四味药就足够了。

李东垣的补中益气汤[60]（黄芪、甘草、人参、当归身、橘皮、升麻、柴胡、白术），属举陷之方，全是升药，加起来总共也就十克左右，只升当然要轻；外台茯苓饮[61]（茯苓、人参、白术、枳实、橘皮、生姜），人参补胃气以升清，藉其他药以降浊，胃以降为顺，胃气不足则没能力降，当胃气足了自然会降；孙曼之老师的茯苓饮[62]（茯苓、杏仁、半夏、陈皮、枳壳、黄连）这六味药，就是通力协作以降阳明胃气，只做这一件事，其他一概不考虑，六味药治疗这一个方向的问题就可以了。如果同时还想兼顾治头痛、耳鸣、目干、口干、失眠、腰困、腿痛等，若每个症状都用上几味药，那加起来处方用药则需二三十味以上。

实际上，如果用药太多，靶向性就不够明确，也就意味着打击力度的分散，所以疗效也不会理想。我们每次只做一个方向的事，这样力量集中，将当前主要矛盾解决后，病情会发生变化，下一个次要矛盾可能会上升为主要矛盾，到时再根据情况，逐一解决后面的问题，这就是分层次。可以和患者沟通，先治哪个方面，再治哪个方面，让患者有心理准备，主要症状先见效，病人就有盼头，肯定会配合。所以第一个方法就是分层次，这是减少药味的一种优选思路。

再就是方剂的浓缩，什么叫浓缩，就是说，要清楚一个方剂的核心药是什么，把核心药抓取保留下来，这个方剂的主治方向和核心用意不变。

比如二陈汤，核心药陈皮、半夏用以化痰，若加轻可去实、凉能泄热、苦能降下、专清热痰之竹茹，则得温胆汤之意，全方无治胆之药，但豁痰利气，有调畅气机之功，气机调和则痰热自去，邪去正安，故有"温胆"之名。

川芎、香附的辛散疏通，就是柴胡疏肝散的用意；柴胡、黄芩为小柴胡汤提少阳郁热之意；茯苓饮的茯苓、黄连以降胃气；抽薪饮中的栀子、木通这两味药为核心，可清三焦之热；麻黄、桂枝是麻黄汤的核心，若只是疏通、宣散，如治腰疼、四肢痹痛等，仅用麻黄、桂枝就可以；麻黄汤加石膏，大青龙的意思就有了，石膏甘寒生津液，以载邪外出；麻黄汤若是加了温肺化饮的干姜、细辛，就是小青龙汤之意；麻杏石甘汤的核心药是麻黄、杏仁以开肺降气，只要立方原意不变，有时也可用桑叶和黄芩来代替。

治风寒感冒初起的生姜葱白汤，生姜和葱白配伍实际上取麻黄汤的意思，生姜之辛温相当于桂枝，葱白取象比类似麻黄的发散开窍，所以发明生姜葱白汤的前贤也不是一般人，听起来简单，实际上取经方的用意。

浓缩之法并不是把方剂中的药删掉几味那么简单，而是根据病机保留最关键的几味药，这样，药的味数就可以降下来。

所以，当理解了分层次、浓缩这样的思维方式，我们就可以自己组方，针对病机重新予以相关药物的配伍。

又如腰腿疼，首先考虑是什么原因造成的，若辨证后认为病机属风和湿，那就用风药祛风胜湿；若属肝肾阴虚，那当然需要填补。腰腿疼的病因还有很多，不论疏通或填补，尽可能只做一个方向的事。同时也要注意，这些遣方用药是在中焦没有明显问题的前提之下才可以的，假如纳差、舌苔厚、胃胀、大便干燥或黏滞不利、数日一行等，这时应先降胃气、通三焦才是。也就是说，如果脾胃不能运化，三焦不畅，再好的方药也无法发挥作用。

很多时候，患者都喜欢说一大堆症状，这时，需要我们静下心来仔细辨证，才能从中抓取最核心的信息。患者时常恨不能一次把所有的病都治完，这种心情也能理解，但医者自己要心中有数，即不管患者说得多与少，我们在临证时都要针对其核心病机去解决主要矛盾才是。当掌握了这些规律，真正从内心认识、认可、领悟之后，再于临床中不断地实践总结，则定会有所收获。

录音整理：潘 群
文字校对：王 娅 刘 琼 邓 辉

参 考 文 献

［1］ 朱熹撰；姜燕点校. 宋刊周易本义［M］. 北京：学苑出版社，2014：139.

［2］ 佚名. 全本黄帝内经［M］. 云南：云南教育出版社，2010：452.

［3］ 廖育群. 医者意也［M］. 广西：广西师范大学出版社，2006：203.

［4］ 佚名. 全本黄帝内经［M］. 云南：云南教育出版社，2010：501.

［5］ 江海涛. 药性琐谈［M］. 北京：人民军医出版社，2013：123-125.

［6］ 孙乃雄，赵红军. 谢映庐医案评析［M］. 北京：中国中医药出版社，
2012：198.

［7］ 刘力红. 思考中医［M］. 广西：广西师范大学出版社，2006：208.

［8］ 赵绍琴. 提壶揭盖水自流［J］. 医药与保健，2004，（03）：40.

［9］ 汤本求真. 皇汉医学［M］. 北京：人民卫生出版社，1956：174-175.

［10］ 董红昌. 薛立斋内科摘要评析［M］. 北京：中国中医药出版社，
2012：64.

［11］ 佚名. 全本黄帝内经［M］. 云南：云南教育出版社，2010：293.

［12］ 佚名. 全本黄帝内经［M］. 云南：云南教育出版社，2010：46.

［13］ 杨伯峻. 论语译注［M］. 北京：中华书局出版社，1980：12.

［14］ 杜子桐. 孙曼之老师分析医案思路 04［DB/OL］. （2018-03-02）
［2020-10-12］. http://www.360doc.com/content/18/0302/14/
50134155_733680470.shtml.

［15］ 沈源撰；魏淑敏，于枫点校. 奇症汇［M］. 北京：中医古籍出版社，
1991：96-97.

［16］ 徐春甫编；崔仲平，王耀廷主校. 古今医统大全/上册［M］. 北京：
人民卫生出版社，1991：192-193.

［17］ 佚名. 全本黄帝内经［M］. 云南：云南教育出版社，2010：301.

［18］白菼. 甘姜苓术汤速除"无解"痛［N］. 中国中医药报，2019-09-02（4）.

［19］魏之琇编；黄汉儒，蒙木荣，廖崇文点校. 续名医类案［M］. 北京：人民卫生出版社，1997：654.

［20］杜子桐. 孙曼之老师分析医案思路 05［DB/OL］. （2018-03-02）［2020-12-03］. http：//www. 360doc. com/content/18/0302/14/50134155_733680227. shtml.

［21］张大昌. 张大昌医论医案集［M］. 北京：学苑出版社，2008：145.

［22］朱震亨. 格致余论［M］. 北京：人民卫生出版社，2005：4.

［23］徐灵胎著；王士雄评. 徐洄溪医案［M］. 台北：真善美出版社，1970：9-10.

［24］尤虎，苏克雷. 古今名医经方之一剂退热案［DB/OL］. （2015-09-24）［2020-12-03］. http：//www. cntcm. com. cn/xueshu/2015-09-24/content_7236. htm.

［25］孙思邈著；李景荣等校释. 备急千金要方校释［M］. 北京：人民卫生出版社，1998：5.

［26］徐春甫编；崔仲平，王耀廷主校. 古今医统大全. 上册［M］. 北京：人民卫生出版社，1991：193.

［27］周学海著；杜彩凤校. 周学海脉学四书［M］. 北京：人民军医出版社，2013：12.

［28］褚澄著；许敬生，马鸿祥校. 褚氏遗书［M］. 河南：河南科学技术出版社，2017：6.

［29］李杲撰；丁光迪校注. 内外伤辨［M］. 江苏：江苏科学技术出版社，1982：5.

［30］罗美撰；伊广谦等点校. 古今名医汇粹/喻嘉言脉部位论［M］. 北京：中医古籍出版社，1999：16.

［31］段逸山. 医古文自学必读［M］. 上海：上海中医学院出版社，1986：12.

［32］田里. 生物全息律/全息思维方式/世界可知论［J］. 绥化学院学报，1987，（03）：49-51.

[33] 佚名. 全本黄帝内经[M]. 云南：云南教育出版社，2010：189.

[34] 司马迁撰；李伯钦主编；崇贤书院译. 白话史记. 二[M]. 北京：北京联合出版公司，2018：640.

[35] 张景岳. 景岳全书[M]. 山西：山西科学技术出版社，2006：17.

[36] 黄元御著；吕宇剑点睛. 黄元御四圣心源点睛[M]. 辽宁：辽宁科学技术出版社，2015：70.

[37] 彭子益著；李可校. 圆运动的古中医学[M]. 北京：中国中医药出版社，2007：3-5.

[38] 张景岳. 景岳全书[M]. 山西：山西科学技术出版社，2006：3.

[39] 朱震亨. 格致余论[M]. 北京：人民卫生出版社，2005：2.

[40] 朱震亨. 格致余论[M]. 北京：人民卫生出版社，2005：3.

[41] 佚名. 全本黄帝内经[M]. 云南：云南教育出版社，2010：40.

[42] 周学海. 读医随笔[M]. 北京：中国中医药出版社，2007：184.

[43] 申斗垣. 外科启玄[M]. 北京：人民卫生出版社，1955：22.

[44] 孙武著；刘建立译. 孙子兵法[M]. 武汉：华中科技大学出版社，2019：65.

[45] 钱乙. 小儿药证直诀[M]. 北京：中国中医药出版社，2008：47.

[46] 张景岳. 景岳全书[M]. 山西：山西科学技术出版社，2006：667.

[47] 张景岳. 景岳全书[M]. 山西：山西科学技术出版社，2006：787.

[48] 佚名. 全本黄帝内经[M]. 云南：云南教育出版社，2010：296.

[49] 刘兴隆，邓中甲，贾波，姜冬云. 君臣佐使组方原则质疑[J]. 辽宁中医药杂志，2008，35(1)：43.

[50] 郑洪新. 张元素医学全书[M]. 北京：中国中医药出版社，2006：50.

[51] 李东垣著；张年顺校. 脾胃论[M]. 北京：中国中医药出版社，2007：17-18.

[52] 杨树千. 对李杲和吴菱山君臣佐使的使用比重有一点不同的意见[J]. 中医杂志，1962，(02)：21.

[53] 吴瑭. 温病条辨[M]. 北京：人民卫生出版社，2005：174.

[54] 京房，麻衣道人，刘基著；郑同点校. 京氏易精粹. 一[M]. 北京：

华龄出版社，2010：224.

[55] 纪昀. 泥古者愚［DB/OL］.［2019-06-02］. http://www. 5156edu. com/html/z3814m2039j3640. html.

[56] 孙曼之. 孙曼之伤寒论讲稿［M］. 北京：中国中医药出版社，2014：77.

[57] 孙曼之. 孙曼之伤寒论讲稿［M］. 北京：中国中医药出版社，2014：105.

[58] 孙曼之. 孙曼之伤寒论讲稿［M］. 北京：中国中医药出版社，2014：139.

[59] 李克光. 金匮要略讲义［M］. 上海：上海科学技术出版社，1985：196.

[60] 李东垣著；张年顺校. 脾胃论［M］. 北京：中国中医药出版社，2007：32.

[61] 李克光. 金匮要略讲义［M］. 上海：上海科学技术出版社，1985：143.

[62] 陈盈霖. 孙曼之中医讲演录［M］. 辽宁：辽宁科学技术出版社，2016：71-78.

方 剂 篇

寒饮咳喘要方——射干麻黄汤

仲祖《金匮要略》肺痿肺痈咳嗽上气病脉证治第七："咳而上气，喉中水鸡声，射干麻黄汤主之。取射干十三枚，麻黄四两，生姜四两，细辛、紫菀、款冬花各三两，五味子半升，大枣七枚，半夏八枚。上九味，以水一斗二升，先煮麻黄两沸，去上沫，内诸药煮取三升，分温三服。"[1] 临床见舌质淡、苔白滑腻、脉浮紧或沉弦而滑、咳而上气、痰多清稀色白、咽喉痰鸣似水鸡声而连连者，属寒饮郁肺、浊气上逆之象。浊气搏结于咽，则喉间生痰，痰碍其气，气触其痰，故作此症，后世寒饮咳喘多用本方。

《素问·藏气法时论》："肺苦气上逆，急食苦以泄之。"射干苦能降火，味兼辛而上散，紫菀味苦微辛，其质阴柔，二者相伍，所以开结气、泄逆气。"肺欲收，急食酸以收之，用酸补之，辛泻之。"[2] 咳逆上气者，为肺用不足，不能自上而下以顺降。五味子五味俱全，酸收独重，可收逆气，益降下之气而安肺。喘与咳皆为肺病，有肾气逆而为咳喘者，则不可只治肺。五味子能敛肺气，可摄肾气，自是要药。麻黄、细辛、生姜、款冬花诸物，皆辛散之辈，能祛风散寒化饮，调畅气机。半夏辛平，消饮化痰，能降散中焦之动气；大枣味甘，为脾之果，补益安中，避免劫散之药伤其正气；大枣得半夏，甘辛化苦令气宁。如此，肾胃之逆下消，肺中之满外宣，则咳而上气及喉中水鸡声当瘥而静矣。

曹颖甫治张大元久患痰饮案，开始夜咯痰甚多，后渐少，而胸中常觉出气短促，夜卧时喉中如水鸡声，彻夜不得安，径投射干麻黄汤，得以瘥愈。又有杨姓妇人素患痰喘之症，每用凉水洗衣即作，咽中常如水鸡声，亦用射干麻黄汤而应手取效。又当其症作剧时，为痰涎上壅，气机有升无降，则先服控涎丹数分，以破痰浊，续投射干麻黄汤，此为变通之法。[3]

刘渡舟治周某咳喘多年案，每至深秋及冬令时始作，咳吐白色泡沫痰，喉中气鸣作响，甚则不能平卧，面色黑，舌苔白滑，脉沉弦。处方：麻黄 10 克、射干 10 克、紫菀 6 克、款冬花 6 克、半夏 12 克、生姜 12 克、五味子 3 克、细辛 6 克、大枣 7 枚。又有王姓男子，亦久患喘促，冬季寒冷时发作尤甚，晨起漱口时呕吐痰涎盈碗，清稀如鸡子白，夜卧则喉中漉漉作响，口干，有黑眼圈，舌淡胖，脉沉弦而滑。方用射干麻黄汤加干姜、甘草，一剂后，喘咳减轻、呕吐止，将方中干姜加至 6 克（原量 3 克），二剂而安。[4]

陶弘景认为射干可散胸中气，久服令人虚。[5] 陈士铎在《本草新编》中指出："射干治外感痰喘，喉中作水鸡声者，必以射干麻黄汤治之，可知射干是必用之药。但云其可暂服而不可久用者，为何？夫喘症，未有不伤气者，肺气为邪之所伤，风痰随挟之而上冲。射干入肺，能散气中之结，故风痰遇之即消。但有结则散结，无结则散气，肺气前为风痰所伤，复为射干所损，势必由实喘而转为虚喘。人们不去参悟其中原因，以为前用射干能定喘，之后更以射干治之，怎能不伤肺气？此所以谓可暂服，而不可久用。"[6]

风水病和越婢汤

风邪来袭而兼水湿互结，是名风水病。

《金匮要略·水气病篇》[7] 第1条："风水，其脉自浮，外证骨节疼痛，恶风。"肺主皮毛，风邪外袭于表，内舍于肺，则通调失司，金气不降，脉浮而恶风，水湿潴留于皮肤，症见头面浮肿，乃至躯干及下肢肿胀；湿邪流注于肌肤关节，则沉重而疼痛。

第3条："寸口脉沉滑者，中有水气，面目肿大，有热，名曰风水。视人之目窠上微拥，如蚕新卧起状，其颈脉动，时时咳，按其手足上，陷而不起者，风水。"风水之脉应浮，但见寸口脉沉滑，是水犯于表，水气相结之证，则风水病已有增剧之势。卫气被郁，故面目肿大、发热，肺气不宣，而时时咳嗽；眼睑微浮肿如卧蚕状，似刚睡醒一般，颈脉跳动显著，若按其手足浮肿之处，则有凹陷不起。

第4条："太阳病，脉浮而紧，法当骨节疼痛，反不疼，身体反重而酸，其人不渴，汗出即愈，此为风水。恶寒者，此为极虚，发汗得之。"感受风寒引起的太阳表证，脉应该浮紧，骨节亦必疼痛，如果身体不疼痛，反觉酸困而沉重，口也不渴，此虽见浮紧之脉，亦当是体内有水湿潴留于肌肤，为风水病，发汗即可痊愈。如果发汗不得其法，则损伤阳气，使人内虚，所以出现恶寒的症状，可加附子温经复阳以止其汗。临证水肿，若见渴而下利、小便频数者，表明已伤津液，不能再发汗，否则体内阴液有枯竭之虞。

第23条："风水恶风，一身悉肿，脉浮不渴，续自汗出，无大热，越婢汤主之。"风水恶风、一身悉肿者，属水蓄于皮里，由于陆续出汗，故外无大热而不渴，此有别于阳明里热炽盛之大渴，但热郁仍在，治宜越婢汤。

《素问·汤液醪醴论篇》明示治水肿的基本法则为去菀陈莝（cuò）、开鬼门、洁净府。[8] 仲圣宗《内经》之大旨，腰以下肿，利小便；腰以上肿者，发汗而愈，立越婢汤以祛风水。藉味大辛、气大热之麻黄，禀天地清阳刚烈之气，为手太阴、足太阳之药，气味俱薄，性轻扬善散，可使骨节肌肉毛窍不闭，故能去壅实，则邪从表而散；因肺胃有热，故加走手太阴肺经、手足阳明经而达于肌肉之石膏，味甘气寒，益气生液，载邪外出以清其热；使味辛微温之生姜益胃中之气。脾欲缓，急食甘以缓之。物之味甘者，至甘草为极；大枣味甘气温，号为脾之果；故此二物能补益中气，培土以胜湿。若水湿过盛，可加白术健脾除湿，表里共治，以散皮里之水邪。

《素问·水热穴论篇》指出："勇而劳甚则肾汗出，肾汗出逢于风，内不得入于脏腑，外不得越于皮肤，客于玄府，行于皮里，传为浮肿，本之于肾，名曰风水。所谓玄府者，汗孔也。"[9] 朱丹溪将水肿分为阴水和阳水两大类：若遍身肿、烦渴、小便赤涩、大便闭，此属阳水；若遍身肿、不烦渴、大便溏、小便少、不涩赤，则属阴水。[10] 这一分类方法对后世的临床辨证起到了重要意义。风水病以突发、局限性水肿为主要表现，属阳水，是实证，多由外感风邪而成，病位在肺、脾。一般而言，阳水易消，预后多良。

　　近两千年来，越婢汤得以薪火相承，泽被今世，其方之命名，成无己曰：脾治水谷，为卑脏若婢……是汤所以谓越婢者，以发越脾气，通行津液；[11] 许宏在《金镜内台方议·卷一》中则称：婢即脾也，岁久传写之误；[12] 又有本方治愈越人之婢女而得效，遂以此命方等说，不一而足。日医森立之所著《枳园丛考》中，对越婢汤的方名做了比较仔细、全面的考证，提出"越婢汤"当为"越痹汤"，[13] 亦颇有道理。

盗汗之圣剂——当归六黄汤

《素问·阴阳别论》曰："阳加于阴，谓之汗。"盖肾水亏虚，不能上济于心，则心火偏亢，阴愈虚而火愈旺，火旺则阴液不守，蒸越外出，故见盗汗；热扰内外，充斥于上，则面赤心烦；口干唇燥、舌瘦红、脉细数，皆火耗阴津，阴虚而生热之证。当归六黄汤，取当归、生地黄、熟地黄、黄芩、黄连、黄柏各等份，黄芪加一倍，专为阴虚火炎者立法，得阴血安定，则盗汗能止。李东垣在《兰室秘藏》中称其为"盗汗之圣药"，[14] 本方荣卫兼顾，后世又常用以治疗阴虚火旺的自汗证。

方中当归辛甘温润，为阴中之阳，诸书誉为入心生血之上品，能补心之体，以汗为心之液之故；生地黄味甘性寒，质重多汁，可滋阴壮水，能解三焦火迫；熟地黄甘而微温，沉阴重浊，可封填骨髓，为补阴药之首，乃天一所生之源，能益肾水而补精血，充五脏之真阴。盗汗多属火旺迫阴、水不济火之象，黄芩禀天秋凉之金气，中枯而飘，味苦气寒，可祛上焦火邪，以宁肝肺；黄连根黄、花黄、实黄，皆具土色，四月开花，六月结实，七月根紧，适逢太阴湿土、阳明燥金主令之时，宜入脾胃，其味苦性寒，能清中焦郁火，兼泻心火，以安心脾；黄柏性禀至阴，行隆冬潜藏之令，故主肾与膀胱诸症，性寒味苦，能泄下焦邪火，以存肾水。王好古称：黄芩、栀子入肺，黄连入心，黄柏入肾燥湿，所归各从其类。[15]

热清则火不内扰，苦以坚阴，阴坚则汗不外泄。汗出营虚，则卫亦随之不足，故于诸药中，倍加黄芪甘温补中，一以水火交济，必赖脾土之斡旋上下；一以益气实卫，加固已虚之表，安未定之阴。陈修园认为本方之妙，尤在大苦大寒之诸药中倍加黄芪，俾黄芪领苦寒之性尽达于表，以坚汗孔，不使留中而为害。

如此，营阴内守，肌表固密，则内热、外汗皆可相应而痊。

当归六黄汤为治疗阴虚火旺所致盗汗之常用方剂，大凡临证盗汗，以口干唇燥、舌红瘦、面赤心烦、大便干结、小便黄赤、脉细数等为主要表现者，可用本方化裁使用。若阴虚而内火不旺者，去黄连、黄柏，加知母、玄参以清热泻火而不伤阴；盗汗盛者，加乌梅、浮小麦、煅牡蛎以敛营止汗；阴虚阳亢而潮热颧红者，加白芍、龟板以滋阴潜阳。

但若脾胃虚弱之食少便溏者，则不宜使用本方。

吴昆认为："阴虚有火，令人盗汗者，当归六黄汤主之……杂证盗汗与伤寒盗汗不同，伤寒盗汗为半表半里之邪未尽，杂证盗汗则多是阴虚，故彼以和表为要，此以补阴为主，须当仔细辨析应用。"[16]

金疮出血经方——王不留行散

大凡物体之浑圆者，皆可转旋极速而不滞，王不留行亦合其义，此物微小轻盈，走而不守，流利之性极峻，虽有王命而不能留其行，故名。

据《神农本草经》和《名医别录》记载：王不留行主金疮出血、鼻衄，治妇人难产者，[17] 一得其气以通达，则血不于疮口外流而自散各经，诸血不再旁流逆出，则血自止、痛自定；一能使人身气血无所滞碍，顺流而下，故可通经行便、下乳催生。张山雷在《本草正义》中认为：王不留行味苦，泄降下行，有热结者为宜。[18] 若风寒、寒湿证则非其治。

仲祖在《金匮要略》中指出："病金疮，王不留行散主之：王不留行、蒴藋细叶、桑白皮各十分，甘草十八分，川椒三分，厚朴、黄芩、干姜、芍药各二分。上诸药，前三味烧灰存性，合余药打细粉为散，疮小者外敷，疮大者内服，服方寸匕（约1克），产后亦可服。"[19]

金疮为刀斧剑戟等利器所致，盖经脉断伤，则营卫气血不能循经而行，治之者必使营卫相贯、经脉复行，则金疮自可向愈。王不留行甘苦气平，乃阳中之阴，为阳明、厥阴、冲任之药，能除风散痹，于血分最宜；佐以善行凝瘀之蒴藋细叶，细叶者，初生之嫩绿小叶，生发性浓而气味更厚，入营分以清利气血；肺主宣发，司腠理开合，桑白皮善利肺气，东南方向朝阳者生气尤全，可清泄肌肉中之风水；急者制之以缓，脾欲缓，急食甘以缓之，甘缓补脾，物之味甘者至甘草为极，甘草所以倍用者，藉能益脾统血、泻火和中、清解诸毒；中枯而飘、味苦气寒之黄芩，入手太阴肺经以退肌热；心主血，肝藏血，苦酸微寒之芍药，禀木气而治肝，得火气以治心，故除血痹、散恶血；干姜能引血药入血分、气药入气分，和阳行瘀，去恶养新，有阳生阴长之意；川椒可祛皮肤疮口之死肌；厚朴能燥铖弩刀痕之湿。

桑白皮、王不留行、蒴藋细叶，此三物烧灰存性者，欲其入血分祛邪以止血，专为金疮血流不止而设。灰者，类土，亦有水来土掩之意。疮口小者，合诸药为粉以外敷，大疮须内服，攘外必先安内。产后亦可服者，是行其瘀血。桑白皮味甘气寒，长于利水，若有风寒客于经络，则非其治，服之有闭锢不散之虞，故去而不用。前三物皆阴干一百日，不可日晒及火炙者，厚存其性以待发。

曹家达在《金匮发微》中称："此方有桑皮之润、厚朴之燥、黄芩之寒、椒姜之热。大致金疮流血，创口干燥增痛，故宜润；血去既多，湿寒停阻脾阳，故宜燥；血虚则生内热，故宜凉；血分热度因亡血而低，中阳失运，故宜温。而终以通利血脉、止金疮出血为要，故遣王不留行、蒴藋细叶为方中主药而伍芍药佐之，又倍用甘草以和诸药，使得通行表里，此为王不留行散之大旨。"[20]

治情志不宁的甘麦大枣汤

本方首见于《金匮要略》，仲祖称："妇人脏躁，喜悲伤欲哭，象如神灵所作，数欠伸，甘麦大枣汤主之。"[21]

脏躁者，肺燥也。妇人多见情志不遂、心绪不宁、变幻不定，最以木郁为病，木郁生风，妄肆疏泄则伤及肺金之液。肺藏气，气舍魄，魄司啼哭，在志为悲为忧，其失滋润，则魄离职守，所以无故悲哭而不能自持。第看落魄者，目暗无神，视而不见，听而不闻，饥饱不知，哀伤欲泪将哭之象频生，病作似神灵为之。阴既已伤，穷必及肾，肾为欠为嚏，少阴之气在下，病则反逆于上，而欲引归于下则善张口呵欠或伸臂展腰。

其理既明，缘何不以大补肺气为治？盖因肺乃娇脏，徒滋肺而不能使肺骤然受益，虚则补其母，土旺而金自强，故从培土之事，正助手太阴肺金以生气，气旺而肺自润、躁自除，悲解矣。

仰观仲圣之立意，取浮小麦味甘微寒，益气生津以润燥，其轻虚象肺、先枯未实，能散皮腠之热。肺者，相傅之官，辅佐心君主血藏神。脏躁者，火盛烁津，肺失其润，治节失司而病及于心，心气虚则悲。经言心病宜食麦者，苦以补之，麦为心谷，浮者无肉，故可凉心。甘草以春苗夏叶、秋花冬实，秉四气之全，味浓气薄，物之味甘者，至甘草为极。甘属土，脾为后天之本，但使中气旺，则脏腑皆循环受益，健而驱不正之气。以大枣甘温质润之平，中正醇和，谓脾之果，开小白花，生青熟黄，熟极则赤，烘曝则黑，承土气之专精，具五行之色性，能行脾胃之津，养液补中，所以滋脏器而止其燥。脾统一身之血，肺主一身之气，身中气血和，自无不足之证，血气足则神安，故可定大惊。

治妇人脏躁、愁悲欲哭，用甘麦大枣汤者，甘以缓其急，缓急则能泻心，心火泻而土气和，土气和故金气旺矣。武之望在《济阴纲目》中认为："脏躁者，肺金燥也，肺之志为悲，肺热则火炎，肺不能自持，因而无故悲哭，兹治以甘缓，佐以凉泻，则无不愈。"[22]

甘麦大枣汤医案举隅

一、岳美中医案 2 则

1. 脏躁

1936 年于山东省菏泽县医院，诊一男子，年 30 余，中等身材，面色黄白，因患精神病，曾两次去济南精神病院治疗无效而来求诊。察其具有典型悲伤欲哭、喜笑无常、不时欠伸、状似"巫婆拟神灵"之脏躁证，遂投以甘麦大枣汤：甘草 9 克、小麦 9 克、大枣 6 枚，药尽七剂而愈，追踪三年未发。

2. 脏躁

1940 年于滦县，诊治一女性，徐某，19 岁，欠伸不安，哭笑无常，得脏躁证，亦投上方，其父曰："方中之药，系常见食品。"归后，取仓中小麦约 500 克、大枣 500 克左右，购甘草一大把，用锅煎熬后，令其女恣饱饮之，药后患者感头晕颇重，继之昏睡一昼夜始醒。翌日其父来述服药经过，嘱按原方服之，进数剂，经久未发。

原按：有男子患此，且以本方治愈属罕见，是知医学典籍不可不读，不读则无所比较遵循；亦不可死读，死读则刻舟求剑，守株待兔。更因本病系情志内伤所致，机理复杂，临证须详加辨析，务求药证相合，不可专恃一方。[23]

二、邓铁涛医案 2 则

1. 脏躁

1968 年治一女干部，心悸惊恐，某晚，家人外出，她坐于走廊，竟不敢独返房间。诊其舌嫩苔白、脉虚。

处方：甘草 9 克、大枣 5 枚、面粉 1 匙冲熟服（药房常缺小麦，常以面粉代之），1 剂而愈。

原按：关于脏躁的病理，不能如一般注释家以子宫血虚做解释。有些学者认为脏躁的发病原因，多由情志抑郁或思虑过度，以致心脾受损、脏阴不足而成，比较合理。《金匮要略》于甘麦大枣汤煎法、服法之后，有"亦补脾气"一句，有注释家认为是后世所加而主张删去。这种考虑似乎脱离了实践，心主神明、悲伤欲哭、象如神明所作，是病与心有关，但心与脾有密切的联系，甘麦大枣汤所治的情志病往往兼见脾虚之证，甘草、小麦、大枣三药确有补养心脾的作用。

2. 妊娠头痛

患者，女，社员，36 岁。妊娠已 3 月，症见头痛，头部血管搏动不安，头晕，心慌心悸，手足发麻，失眠，左胁时痛，恶风寒，胃纳减，便溏，经某医院神经科检查诊断为神经官能症。患者精神负担很重，不能工作、料理家务。诊其面色、唇色如常，舌嫩苔薄白，脉弦，治拟养心脾、和肝胆，用甘麦大枣汤合温胆汤。

处方：甘草 9 克　　浮小麦 30 克　　大枣 3 枚　　竹　茹 9 克

　　　枳壳 4.5 克　橘　红 4.5 克　云苓 9 克　　法半夏 4.5 克

服上药 3 剂后，诸症好转，心慌、心悸减少，脉弦减而寸脉稍弱。守上方，去法半夏加太子参 12 克以益气。服 15 剂后，精神、睡眠皆好转，胃纳增，前额和后脑部仍时痛并时有发痒，痒时觉舒服。头部血管搏动感大减，心不慌，手足不麻，晚上左胁仍时痛。照上方服一个月，基本治愈，为彻底痊愈和巩固，继以养心健脾为主稍予养肝，方用甘麦大枣汤合四君子汤加枣仁、首乌，或去白术（于便秘时）加糯稻根，每日一剂或隔日一剂，服药两个月后顺产一婴。[24]

甘麦大枣汤为治脏躁之代表方，其具甘润滋脾、养心宁神、和中缓急之功，症见悲伤欲哭、心中烦乱、眠艰不安而不能自主，甚则言行失常、呵欠频作、舌淡苔少、脉细微数，现代常用于治疗神经官能症、癔病、抑郁症、更年期综合征、神经衰弱及失眠等症。本方用药极其平淡，只要辨证明、靶向准，此三物之用常能大建奇功，可见药不在贵贱，重在对证。

百合与百合病

百合采收于晚秋，百瓣相拱而合成鳞茎，故名。色白多瓣，其形象肺，初秋开花，得金气最全，气味缓平，甘寒微苦，以敛为用。百合质润滋肺而安魄，魄安则神宁，于肺心最宜，故内不足之虚热、虚嗽、虚肿者皆宜。

《本经》谓百合治邪气腹胀、心痛，利大小便，能补中益气。[25] 百合甘寒，为清补泄降之品，本处所说邪气即蕴结之热，热在腹故腹胀，清其热则胀自消，解利心家热则心痛痊。肾主二便，肾与大肠有热邪则不通利，热清邪除而大小便自畅。甘能补中，益气者益肺也，邪热去则正气生而中州安，非以甘寒之物为补益。张景岳认为百合能补益气血、润肺止咳、定魄安心、逐惊止悸，能缓时疫咳逆，解乳痈喉痹，兼治痈疽，亦解蛊毒、润大小便、消气逆、治浮肿。

肺居高位以覆诸脏、朝百脉，为清虚之体，其喜润而恶燥，通于秋气，性收敛，以降为顺，肺气降则五脏六腑之气亦顺，故《素问·痿论篇》云："肺者，脏之长，为心之盖。"[26] 程门雪在《金匮篇解》中称："肺主气，肺朝百脉；心主血，脉为血府。百合病者，百脉一宗悉致其病，可以断言是气血皆病、心肺皆病。"[27] 故心肺阴虚不足者，则神魄不得以敛藏，即患纳差、口苦、小便赤、神志恍惚、沉默寡言、欲卧不能、欲行不可之百合病。

仲圣治百合病，篇中七方，六方皆用百合，正取其气味之和平，以解各经之纷纭，即定各经之变乱。其取百合一味当主药能治愈百合病，故病以药而命名。

仲祖论曰："百合病者，百脉一宗，悉致其病也。意欲食，后不能食，常默默，欲卧不能卧，欲行不能行，欲饮食或有美时，或有不用闻食臭时，如寒无寒，如热无热，口苦，小便赤，诸药不能治，得药则剧吐利，如有神灵者，身行如和，其脉微数。"[28]

方一 百合病发汗后者，百合知母汤主之：百合七枚、知母三两。

百合病本为心肺阴虚，内有燥热，但医者因"如寒无寒，如热无热"误作表实证而用汗法，发汗后心肺阴液更加不足，热烦燥渴益甚。故取径入手太阴肺经、足少阴肾经之知母，为生水之剂，濡润燥涸，水盛则火熄，所谓"壮水之主，以制阳光"；苦寒除烦热，至阴可入骨，《本经》谓知母能治消渴热中，除邪气。黄元御在《金匮悬解》中认为："若得于发汗之后者，是汗亡肺津，金被火刑，百合知母汤，百合清肺而生津，知母凉金而泻火也。"[29]

方二 百合病下之后者，滑石代赭汤主之：百合七枚、滑石三两、代赭石如弹丸大一枚。

因"意欲食，后不能食"，而误作邪热入里之里实证，攻下后可能会导致津液亏损而内热更重，故小便少而短赤；或因泻药苦寒，损伤胃气，则现上逆、呕哕等症。取甘淡性寒之滑石，甘益气而和于中州，淡宜利窍清热、治小便赤。若下后利不止者，则小便艰涩，滑石能利小便以实大便。代赭石，即铁矿石，质地沉降可定逆，除胸腹邪毒、噎膈痞硬，治反胃吐血、衄血等症，皆效。在《伤寒论》第161条中，以旋覆代赭汤治伤寒发汗，若吐若下，解后心下痞硬，噫气不除者，取其重以镇虚逆、赤以养阴血之意。[30]

方三 百合病吐之后者，百合鸡子汤主之：百合七枚、鸡子黄一枚。

误以"欲饮食或有美时，或有不用闻食臭时"为痰涎壅滞而用吐法，损伤脾胃之阴，亦大伤胃气。鸡子黄，温润醇浓，气味俱厚，昔人谓其与阿胶同功，补脾精益胃液，泽中脘之枯槁，降浊阴而止呕吐。《伤寒论》第303条用黄连阿胶汤治少阴病，得之二、三日以上，心中烦，不得卧者，乃少阴热化之证治，故用黄芩、黄连苦寒清泻心、胃之火，芍药苦酸敛阴泄肝，阿胶甘平补益肾阴，藉鸡子黄甘平润燥以补益心脾。[31]

方四 百合病，不经吐、下、发汗，病形如初者，百合地黄汤主之：百合七枚，生地黄汁一升。

百合病未经吐、下、发汗等误治，疾虽久而病情如初者，当以基础方百合地黄汤为其正治。仲圣方用"生地黄汁一升"，生地黄乃新掘之鲜者，性禀至阴，多汁气寒，为散血专药。盖药未经火者，性当行散；已经焙炙，性皆守中。据《本经》记载，地黄能入血分"逐血痹"，并在末后称"生者尤良"，故知地黄皆指未经焙炙之鲜者而言。[32]

方后注："中病，勿更服者"，为药已取效，则所剩之药不必再服，因地黄性寒而润，多服可致泻利；亦有"百合病初见成效，停药后易复发，中病后当守方，不可更方"之说。大便当如漆者，百合安心补神，色白入肺以清气中之邪，地黄色黑入肾而除血中之热，血凉则热毒解而蕴结自下，故大便如漆状。

方五　百合病一月不解，变成渴者，百合洗方主之：百合一升，以水一斗，渍之一宿，以洗身。洗已，食煮饼，勿以盐豉也。

百合病本无口渴，但经一个月不解而现口渴，为阴虚内热较甚，肺津不布，胃阴已伤，故以外洗配合内服并施。肺主皮毛，洗其外可通其里，以收清热养阴润燥之功。煮饼，用麦子之甘以益气养阴；盐豉，耗津伤液增渴，故不用。张石顽在《张氏医通》中称："治法咸用百合为君，以安心补神，能去血中之热，利大小便、导涤瘀积，然必鲜者，方克有济……其一月不解，百脉壅塞，津液不化而成渴者，故用百合洗之，则一身之脉皆得通畅，而津液行，渴自止。"[33]

方六　百合病渴不差者，瓜蒌牡蛎散主之：瓜蒌根、牡蛎等份。

百合病用内服、外洗两治而口渴仍未解者，为热盛而津液欲竭，药不胜病，故用味苦微酸、性凉而润之瓜蒌根以生津止渴。在《伤寒论》第40条方后加减中，若渴，去半夏，加瓜蒌根三两，[34]古方书治消渴亦多用，为止渴要药；牡蛎咸涩微寒，功专入肾，气味俱降，藉引热下行，使归元而化阴以济上亢之阳。

方七　百合病变发热者（一作发寒热），百合滑石散主之：百合一两，滑石三两。

百合病本"如寒无寒，如热无热"，经久不愈而变发热者，内热充满，淫于肌肤，故以百合滋肺阴清其上源，使其不燥；滑石味甘气寒，能下走膀胱而行水，清三焦表里之火。上二物相伍为散，散者散也，散调络脉于周身，引内外之邪热，悉走小便而奔，则肌热自消。

巢元方在《诸病源候论》中认为："百合病者，谓无经络，百脉一宗悉致病，多因伤寒、虚劳，大病之后不平复，变成斯疾也。"[35] 其治者，见于阴，如上文变成渴而在里，以阳法治之，如洗方从表治；见于阳，如上文变发热而在表，以阴法救之，如滑石散从里治。故见阳证而治其阴，为正治，若发其汗，则里热更盛，是逆治；见阴而治其阳，亦属正治，若下之则阴液更伤，为逆治。

治筋脉挛急的芍药甘草汤

仲祖立芍药甘草汤治脚挛急，以其汗后络脉空虚、津血不足、筋肉失养，用后"其脚即伸"。挛急，为肌肉紧张或抽搐，意同筋急、拘挛，俗称抽筋。

方中味苦微酸、性凉多汁之芍药，十月生芽，正月出土，三月开花，花大而荣，正似少阳渐入阳明，得春气为盛，禀厥阴风木之气而治肝。气之盛者，必赖酸以收，故能收敛木气，使返本归根，令之不妄行，以杜其有余肆暴而犯肺伤脾，所以号为敛肝之液。甘草色黄味甘性平，春苗夏叶、秋花冬实，得四气之全，正禀土中冲和之阳气以生，故《名医别录》称之为九土之精。[36] 物之味甘者，至甘草为极，特甘则性缓，甘愈甚者，缓亦弥甚。盖一身之气，因急症而为患者，甘草能缓急以调之，若纵弛而阻滞者，则非所宜。

遵《内经》"肝苦急，即食甘以缓之、酸以泻之"旨意，芍药伍甘草，甘苦化柔，酸甘益阴，有养血和营、通痹缓急之功，主津液受损、阴血不足、筋脉失濡所致诸症。柯韵伯在《伤寒附翼》中指出："脾不能为胃行其津液以灌四旁，故足挛急，用甘草以生阳明之津，芍药以和太阴之液，其脚即伸，此亦用阴和阳之法。"[37] 虽《伤寒论》第 29 条取芍药甘草汤是对太阳病误治的变证遣方，但后世沿用，在临证时只要符合芍药甘草汤的"挛急"证，如筋脉失濡所致的腿脚挛急抽筋、脘腹拘挛疼痛、颈椎综合征等属阴血亏虚、肝脾失调者，总获良效。

脚挛急疼痛，也不仅只是下肢肌肉拘紧痉挛，患者腹部亦常有表现。日医汉方名家吉益东洞在《建殊录》中记载，一人足跟痛甚如锥刺、似刀刮，不敢触及，有外科疡医开刀取脓亦乏效，众医束手皆不能处方，于是迎先生诊之。察腹肌挛急发硬，按之不弛，故用芍药甘草汤大剂饮之，一帖而痛消。[38] 张元素谓白芍得炙甘草为辅，治腹中痛，夏月少加黄芩，恶寒加肉桂，乃仲景神品之药。[39]

曹颖甫治女佣右足静脉曲张、拘急，入夜呼痛达旦，遂投赤芍八钱、生甘草四钱，一剂而见功。他认为动脉之血由心脏放射于外，其力属原动而强，故少有阻塞；静脉之血由外内归于心脏，为回流之血，所以多有迟滞。迟滞为甚终成血痹，亦称恶血，《神农本草经》曰芍药治血痹，《名医别录》谓芍药散恶血。[40] 曹氏虽持中西医之法为见，但用芍药甘草汤治静脉之"曲张"与筋脉失濡之"挛急"，却有异曲同工之妙。又及芍药之用，后世或主赤芍，或主白芍，各抒己见而不一。黄宫绣在《本草求真》中认为："赤芍与白芍主治略同，但白有敛阴益营之力，赤则有散邪行血之意；白能于土中泻木，赤则能于血中活滞。"[41]

刘渡舟治髋关节痛：某男，疼痛始于右腿髋关节，后及左腿亦痛，双腿抽搐拘急，步履维艰。医院诊为双侧股骨头缺血性坏死，建议手术治疗。视其舌质红绛，脉弦细，当为阴血虚少、筋脉失养、血脉不利之证。故投芍药甘草汤以养血柔筋、缓急止痛：白芍 24 克、炙甘草 12 克，服三剂，疼痛、拘急大减。二诊以仙方活命饮疏通经络血脉、解毒止痛，服七剂，疼痛进一步减轻。续诊用赤小豆当归散及芍药甘草汤交替服用二月余，患者弃杖行走，医院复查 X 线片显示：两侧股骨头血流运行通畅，恢复正常。[42]

芍药甘草汤原方用量为芍药、甘草各四两，分温再服（郝万山在《汉代度量衡的转化》一文中考证：汉代 1 两约为 15 克），后世则常据临床调整比例，如《伤寒论方解》的芍药、甘草比例为 5：2 至 2：1。遣方用药之所以能如汤沃雪，除了辨证准确，和药味的比例及用量亦密不可分，如《金匮要略》妊娠病脉证并治第二十治腹中疠痛（jiǎo tòng，急痛）的当归芍药散、《伤寒论》第 100 条治腹中急痛的小建中汤、第 279 条主腹满时痛的桂枝加芍药汤、治腹大实痛的桂枝加大黄汤，芍药用量比例皆重。陈士铎在《本草新编》中指出："芍药少用之，往往难于奏效。盖肝木恶急，遽以酸收少济之，则肝木愈急，而木旺不能平，肝郁者不能解。"[43]

小建中汤与大建中汤

小建中汤

仲祖立小建中，未用参、术之物以补中，只于桂枝汤基础上重用芍药，并加饴糖为君，酸甘缓中，稍裨中土之营气，故名。

米麦本属脾胃之物，而饴糖即为谷麦等所造，甘温柔润，《名医别录》用治虚乏，[44] 即辅土之体以宣土之用。其能益脾气而助脾阴，润中焦以缓急止痛，脾欲缓，急食甘以缓之，健脾者，必以甘为主，故仲圣立方凡称建中者，必有饴糖为君，否则不以为名。性凉多汁、味苦微酸之芍药，能收敛正气而益荣，泻木中之火，即《神农本草经》主邪气腹痛、益气之谓，[45] 属补营之首药；桂枝味辛气温，为阳木，有甲己化土之意，芍药得桂枝，一破阴，一通阳，敛中寓散，辛酸化甘令气平；小建中为诸建中之母，原桂枝汤是芍药佐桂枝，今小建中为桂枝佐芍药，于土中泻木，故倍用芍药伍饴糖，酸得甘助而益阴。甘草外赤中黄、色兼坤离，味甘性平，含章土德，为五味之长，最治居中之脾胃；大枣味甘多脂，气温而性平，气味俱厚，为脾之果，中不足者温以充之，形不足者甘以辅之，脾病最宜食之；生姜味辛、微温，入手太阴、足阳明经气分，祛寒发表，解郁调中，生姜得大枣，有厚肠之益。服药后不啜热粥、温覆令发汗者，其意重在心悸中虚，而非在伤寒之表。

《伤寒论》第100条："伤寒，阳脉涩，阴脉弦，法当腹中急痛，先与小建中汤；不瘥者，小柴胡汤主之。"[46] 其人平素营血不足，又感受寒邪，脾营虚寒，故腹中急痛，为腹中筋脉不濡而挛痛，所以阳脉涩、阴脉弦。用小建中甘温益营，缓急止痛，若投小建中而腹痛不解，则为木旺土虚，改用小柴胡转枢机，从中州之事，和解表里，提邪外出。

第102条："伤寒二三日，心中悸而烦者，小建中汤主之。"营血虚，心阴不足，故心悸而烦，仍投小建中。[47]

《金匮要略·血痹虚劳病第六》："虚劳里急，悸，衄，腹中痛，梦失精，四肢酸疼，手足烦热，咽干口燥，小建中汤主之。"[48] 劳伤内损，营枯而虚，故病腹内拘急而痛、四肢酸疼、手足烦热。悸，心虚；衄，肝虚；失精，肾虚；咽干口燥，肺虚；此五脏皆虚。而土为万物之母，谓纳谷者昌，盖虚劳不足，必立其中气，中气之立，必以建中。小建中功专补虚养血、缓解急迫，如此中气健、化源足，则虚劳诸症自除。

于小建中加黄芪则为黄芪建中汤，主"虚劳里急，诸不足"。里急者乃腹中拘痛，诸不足为阴阳气血皆不足，当有自汗或盗汗、神疲乏力、肢体酸软，及眩、悸、喘、渴等症相因而现。急者缓之必以甘，不足者补之必以温，故充虚塞空、甘温益气之品中，黄芪最为有力。汪绮石在《理虚元鉴》中称："夫劳倦虚劳之症，气血既亏，中外失守，上气不下，下气不上，左不维右，右不维左，得黄芪益气甘温之品主宰中州，中央旌帜一建，而五方失位之师自各就其列。"[49]

《千金翼方》中，易黄芪建中汤之黄芪为当归，名当归建中汤，[50] 不仅用于妇人产后虚赢不足、腹中刺痛、少腹拘急，但凡腹中急痛而有血虚之证，本方皆可。当归味甘气温，辛香而润，香则走脾，能透入中焦营分，为补血之圣药。陈士铎认为："产后亏损，非君之以当归，则血晕不能除；肝中血燥，当归少用，难以解纷；心中血枯，当归少用，难以润泽；脾中血干，当归少用，难以滋养。是知当归必宜多用，而后可以成功。"[51]

《金匮要略·黄疸病第十五》："男子黄，小便自利，当与虚劳小建中汤。"[52] 黄疸病总由湿热内蕴而成，其证多小便不利而赤，今小便自利而黄不去，则其黄必色淡，而其气必虚，此非有大热，乃土虚而脏色外现之萎黄证。本条辨证之要在于"小便自利"，无论男女，大凡失血、大病后，气血虚损而不能外荣，皆可致此脱血之萎黄，故用小建中入土补中，扶脾以统血，大开生发之源，使气血充盈而溢于外，则萎黄退矣。

《金匮要略·妇人杂病第二十二》："妇人腹中痛，小建中汤主之。"治疗腹痛为小建中所擅长，症见腹痛喜按、心悸虚烦、面色无华等，属中焦虚寒，气血生化不足，不能濡养经脉所致者。陈元犀按："妇人腹中痛主以建中汤者，其意在于补中生血，非养血定痛也。盖血无气不生、无气不行，得建中之力，则中气健运，随之生生不息，即有瘀痛者，亦可平之。"[53]

大建中汤

《金匮要略·腹满寒疝宿食病第十》："心胸中大寒痛，呕不能饮食，腹中寒，上冲皮起，出见有头足，上下痛而不可触近，大建中汤主之。"[54] 中阳衰弱，阴寒内盛，心胸中拘急作痛，甚则上逆于胃而呕不能食，腹皮上拘挛突起好像头足样块状物，上下剧痛而不敢触碰，故用大建中祛寒降逆、温阳补虚以止痛。蜀椒味辛大热，暖脾胃，除五脏六腑之沉寒，入肾命补火，驱大寒，有下达之能，《神农本草经》云主邪气、温中、逐寒湿痹痛、下气；[55] 干姜辛热纯阳，温脾燥胃，以散里寒，有襄助蜀椒逐冷散逆之功；饴糖甘能补土和中，缓急止痛；人参得土中清阳之气而生，主五脏，安精神，定魂魄，于仓忙纷乱之际，转危为安。服后令饮粥，温覆，稍得微汗，则寒去而痛止，此乃治心胸中大寒之法。汪昂在《医方集解》中道："盖人之一身，以中气为主，用辛辣甘热之药，温健其中脏，以大祛下焦之阴，而复其上焦之阳。"[56]

小建中所治虽不一，但核心在于建中；大建中则专主中脏虚寒，不顾及他经之别证，因腹中寒是要，余证皆属其波及所致。诸建中汤所治者，为患病之人本身，而非单治人所患之疾，为扶土顾中之方。万物皆从土而生，终亦总归于土，土为五行之主，脾为五脏之本，中者脾胃。营卫生成于水谷，而水谷转输于脾胃，故中气立而诸事谐，本立而道生。

补中益气汤浅析

李东垣的补中益气汤太有名气了，一般多用于脾胃虚弱所致的中气下陷证，益气以升阳、甘温除大热。补中就是补中焦脾土之气，如少气懒言、四肢无力，及中气下陷，症如眼睑下垂、胃下垂、子宫下垂、脱肛等，以及久病和术后的气虚诸症。

补中益气汤的原量：黄芪一钱，一钱约是现在的 3.7 克；甘草五分，不到 2 克；人参、白术各三分；当归二分；橘皮（陈皮）、升麻、柴胡各二至三分；总共加起来也就 10 克左右。[57] 后世用量普遍大，仅仅黄芪就用到了 30～90 克，甚至更多。造成如此大剂量用药的原因，主要是受西医思维的影响，"血液浓度大了效果好"，很多人都这么认为。但从我们中医视角来看，想升举，应该药量轻盈才可以升起来，重浊之药是难以升起的，所以本方的设计，用量总体比较轻，这也是李东垣立补中益气汤时的考量，审慎而精妙。

我们看到，在补中益气汤原方里，黄芪一钱，用量最大，那当时立方原意是什么？还是用取象比类思维来还原李东垣当时的想法。黄芪性温味甘、气厚味淡，气厚则升举力强，黄芪因为用量大，它到人体后，首先沉降下去，虽然降到下面，但从气的性质来讲，它终究是一个上升的药。在本方中，黄芪最后才升起来，携诸药上行，后至者成功。

陈皮行气破滞，给人参、白术开路。开路先锋的作用，就好比过一个树林子，总得有人先把乱树杂草给清理开，后边的人才能通过。陈皮是一个协从的药，如果重用则耗气，对补气不利，所以不能超过人参的用量。比如有几个人要过树林，有 1 米以内的宽度就行，没必要开个 5 米宽的路，过多的砍伐是不是对树林有损害？我们可以把树林比作人体，适度的应用陈皮开路，让参、术等能够通过即可，而不致伤气。

气陷的时候，肯定有气郁，因为有郁，气不扬，气升不起来，所以会下陷。如果只用人参、黄芪补气，这个郁未得解除怎么能升发？柴胡入足厥阴肝经，也归足阳明胃经，能疏肝开郁亦可梳理中焦，肝气得疏以后，肝木则不会克制脾土，脾土之清气才能升起来。柴胡引肝胆少阳之气上行，有开阖枢机的用意，通道打开了，人参、黄芪才能很好地升举。李东垣立补中益气汤用柴胡之意，及柴胡的重要性，要好好去思辨方能有所感悟。

明朝医家贾九如在《药品化义》中称："柴胡性轻清主升散，味微苦，主疏肝。若多用二三钱，能祛散肌表，属足少阳胆经药，治寒热往来，疗疟疾，除潮热。若少用三四分，能升提下陷，佐补中益气汤，提元气而左旋，升达参芪以补中气。"[58] 意思就是：人参、黄芪的补益中气，需借柴胡的升散，少量柴胡作用于补中益气汤，其核心作用在于提元气而左旋上升，所以，补中益气汤里要是没有柴胡，这个升提的力量就很有限。

白术、甘草补脾升阳以托举；当归气厚，归营血，入阴分把气给升起来，起一个引导的作用。因为其他药都是气分药，用一样血分药引至营分，则到达的层次比较深；又因升的是中土脾胃之气，脾主统血，来点血分药，也可以说是一种间接的补中。升麻微辛味甘，善提清气，有鼓舞脾元之妙，使清阳之气上升而浊阴之气下降，为协从之药。

李东垣立方的时候，对每味药及其用量，都是经过深思熟虑的。取象比类思维，用量轻即可升起来，现在需要解释一下才能明白，而在古代是不用解释的。我们在学习前人方子的时候，无论李东垣的补中益气汤，还是仲景经方，他们的示范用量放到这里，是不必讲为什么用这个量的。因为在那个时代，古人都是传统中医的取象比类思维，把方子一看就知怎么回事儿，开错了，也能马上看出来，那时没有西医思维的影响，所以没必要去解释，人人都明白的。

后世一些医家，用补中益气汤的时候，病机是对的，症状也都相符，确实是中气不足或者下陷，但用了以后效果不理想，为什么？实质上，当我们观察后，发现一个最大的问题，就是剂量越用越大，10 克不行就 20 克，甚者 50、100克，认为量越大效果越好。实际上，我们中医思维不是这样子的。明朝医家赵献可在《医贯》中对补中益气汤的理解："此方东垣所制，治内伤之方。古方只有黄芪一钱，其余各三分。薛立斋常用参、芪各钱半，白术一钱，当归一钱，陈皮七分，升、柴各五分，进退加减，神应无穷。如病甚者，参、芪或三钱五钱，随症加用。"[59]

李东垣的原方总量约十克，我们临证时，在中医思维的基础之上，可根据实际情况做一定的调整。黄芪的用量，比如眼睑下垂，量当然要轻；如果足跟疼，量重了才可以沉到脚底，量轻了降下不去。或者病程短的话，用量就轻一点；

病程久了则可适当地重一些。根据情况灵活调整，遵古而不泥古。在学习名家医案、经典验方时，如薛生白、叶天士、朱丹溪等，当然也包括医圣仲景，都是高明人士，他们共同的特点就是辨证准确、药简而效宏，这也是我们从医者一生追求的最高境界。

补中益气汤的应用，其前提是辨证明确，判定确实是气虚气陷，也就是定性，其次是定位和定度，之后再遣方用药。当真正理解了这个方意，再化裁使用，就有了神韵，做到了人方合一、人药合一，则必定能取得最佳的疗效。

当我们辨证准确了，再把药味和量规划好，有时也未必用那么重，量轻了有效，量重了反倒效果不理想。可能有的人就说了，古代的药都是天然野生的，现在的药都是人工种植的，野生的药效肯定比人工种植的好，所以现在用量要大，量小了效果不明显。

可是，古代的药都是野生的吗？实际上，在南北朝贾思勰的《齐民要术》中，就有了胡麻、红花种植方法的记载，在唐宋时已经有了"药户"一词，并逐渐商业化种植，[60]成为一个产业，只不过那时不用化肥、农药罢了。

再就是：野生药材一定就比人工种植的效果好吗？这个也不能绝对地认为，只能说一部分是，可能一部分不是，甚至我个人的理解，种植的不见得比野生的效果差。为什么这样讲？我们观察一下种植的药材个头都偏大，野生状态下是不可能长这么大的。用我们取象比类思维来想，不管施肥如何，它最终的结果是长得更大、更快了，这说明了什么问题？长得大了、快了，当是它阳性的东西更足了，阳为用，阳足了，用就足了，效果会差吗？这个问题很值得研究，况且在临床中，很多药量小的方也确实取得了相当的疗效。

所以，到底是野生的好，还是种植的佳，总不能一概而论，应该各有优势，非常值得我们临证去观察、实践，做进一步的研究。

录音整理：蒋年勤

文字校对：任辰玉　邓　辉　刘　琼

茯苓饮的组成及应用

茯苓饮应用得十分广泛，当出现胃胀、反酸打嗝、嗳气、刷牙恶心等阳明不降的症状时，经常会用到，包括一些因胃气不降而导致的咳逆也在用。茯苓饮是孙曼之老师通过学习叶天士医案总结出来的方子，所以也叫叶氏茯苓饮。

茯苓饮，茯苓当然是君药，伍半夏、陈皮、枳壳、黄连、杏仁，六味药而成方。据《神农本草经》记载，茯苓甘平，味甘入脾，色白入肺，主胸胁逆气、心下结痛。[61] 心下实际上就是我们所说的胃脘部位，心下结痛，也即剑突以下结痛，阳明不降时就有可能出现，如胃气不降也会咳逆，还有胃不和则卧不安。茯苓色白，淡渗利湿，健脾利小便。茯苓总体上是往下降的，降为阴，升为阳，所以说它能长阴，下降有利于长阴气。陶弘景认为茯苓益气力，实际是因为中焦得以斡旋，将胃气降了，所以益气，不能说补气，而是把中焦打通了，脾胃得以正常发挥作用，六腑以通为补，是这个意思。

中焦需要通降时，也就是刚才讲的胃气不降，常于吃完饭后胃胀反酸不适，到医院去检查，多有胃炎、胃溃疡、十二指肠溃疡、幽门螺杆菌超标等。这些只是西医检测的病名，在我们中医来讲，主要是说症状，怎样不舒服？根据症状来判断虚实。怎么判断实证？刚才这些症状都有，同时，常在餐后出现，吃饱以后比较明显，多为实证。有的人，胃不舒服，食后易胀，但饿了又心慌气短、胃疼，一吃东西则好，那就是胃气虚，可以加 3~5 克人参以补胃气。现在我们讲的实证，口气大、舌苔黄，比如有湿热的时候，除了中焦的表现，还有手心潮红、睡觉磨牙、大便黏滞不利等。

茯苓饮的常用量：茯苓、半夏、橘红或陈皮、枳壳或枳实各 10 克，杏仁 5~10 克，黄连 2~3 克。有阳明证时，其他药可以化裁，茯苓不能去，茯苓要是去掉了，茯苓饮也就没有意义了。胃胀时，除了胃的浊气不降，胃胀相对比较突出，可用枳壳，枳壳能够宽胸宽肠、行滞消胀；如果没有胀或胀轻，那用枳实，枳实以降为主。因为枳实是幼果，没有成熟，个头小而皮厚质密，所以善降并具开破之性，即真正想以沉降为主的时候用枳实。枳壳采收得晚，比枳实长大许多，是接近成熟的果实，皮薄、中虚、性缓，想行气消胀、治疗胃胀气滞是可以的。

橘红化痰能力强，痰多时比较合适，陈皮行气消胀力强，但化痰能力没有橘红好，如果想化痰就用橘红，也就是痰湿体质时。如果不以化痰为主，同时没胃口、乏食欲，则用陈皮，它可以醒脾理气，也能兼化痰。化痰以橘红为主，理气醒脾以陈皮为主。我们知道清半夏是用白矾水浸泡所制，燥湿化痰；姜半夏用生姜制过，降逆止呕，特别是有寒痰时；还有法半夏，用甘草、石灰水制的，主要用于健脾理气、风痰眩晕等。

黄连苦寒，可以直接让胃气降下来，并能厚肠胃、开胃，一吃黄连就想吃饭了，因为胃气下降了。如不是以清热为主，只是想引诸药下降，一般用 2 克，最多 3 克就可以了，叶天士用0.5克，不是多了就效果好。黄连药性比较燥，用量不宜多，我们知道胃喜柔润、脾喜刚燥，太燥的药胃也不耐受。

诸子皆降，杏仁入肺，从上焦往下润降，和茯苓的趋势有点像，都往下走。杏仁苦温芳香，炒后香气尤浓。芳香的药，行散走窜力强，善于疏散气机、透达经络而止疼，这是我们传统中医的一个基本概念。胃疼时，可以把杏仁炒香泡水喝，实际上是为了芳香入络止疼。平常用茯苓饮治胃病时，如有胃疼，杏仁是少不了的。叶天士则用得更广，胃疼、心疼、胸痹，都用杏仁，因为他明白这个道理，入络止疼，芳香把气结给散开了，通则不痛。不要用西医思维去理解，杏仁不是个止疼片一样的药，它的机理就是芳香走窜入络，把瘀滞的结给打开就不疼了。同时，杏仁富含油质，所以它能润肺止咳、润肠通便。肺和大肠相表里，大便头干时属于肺热，可用点杏仁、桑叶以润肺治燥。

茯苓饮降胃气，利湿清热。降为阴，升为阳，胃气一降下来，火就降下来了，所以能够清热。胃气一降，肺气就降了，肺、胃皆以降为顺。胃为土，肺为金，土生金，是母子关系，肺可以通调水道，也可以利湿。茯苓饮用于胃气上逆、恶心呕吐、打饱嗝、纳呆，因为它能够开胃气，故以上诸症皆可用。

这些关于茯苓饮的应用，讲的是症状，没有说病名，在临床中，只要有这些症状就可以用，不要拘泥于西医病名，胃溃疡、胃炎等，只要把胃气降了，症状自然就解除了。也就是说这么多病名，它的表现主要多见胃气不降。

我们用茯苓饮治湿热时，湿热表现有口气大、舌红苔黄腻、胃胀反酸、手心潮红、大便黏滞不利等。当我们纯粹清湿热的时候，可以加一个利尿的药，尿黄就加绵茵陈，小便不利可用冬葵子，如果浑浊可以加萆薢、萹蓄等，这是常用之法。如果大便黏滞不利，可以加蚕砂，一般一次 15~20克，以便通便，用于大便不成型。取象比类思维，蚕拉的大便，一颗一颗的很爽利，当大便黏、不成型时，用之以助成型通利；如果大便本身就干，用蚕砂则更干。如果肚子胀，也可把大腹皮用上。

加利尿药的用意在于，用茯苓饮治湿热的时候，常见有的人吃了会上火，胃气倒是降了，但有牙疼、口腔溃疡、耳朵不适等表现，这就是缺乏利尿药的原因。湿热就是湿夹热，服药后湿和热分离了，但热邪没有出路，所以通过利小便让它排掉就好了。因为没有出路，热会往上走的，所以上火了。通常可以加栀子、木通或者绵茵陈、淡竹叶等导利前阴的药，让热邪从小便走掉。

还有，在临证中，因胃气不降，有气闭，反复的感受风邪，内热重，这时候怎么办？除了通降中焦，还要把风药用上，羌活、独活、防风，或者荆芥、防风配伍，宣散一下。羌活、独活、防风一般都是 3 克，为什么风药用得少？我们知道风药大多辛温发散，取象比类思维，想辛散就要轻，重了它能散得了吗？轻盈就有灵动性，容易发散，取这个意。

茯苓饮有通利中焦、开路先锋的作用，临床应用特别广泛，很多问题都是因为中焦不通造成的，症状千变万化，病名也很多，但核心根本的原因大都在于中焦不通，所以茯苓饮的应用，还需要我们好好地研究，在哪些情况下使用最佳，详细分析，抓主证，找核心病机，凡是需要通利三焦、需要降、需要通畅胃气的，都可以去用。

　　单纯从一个方子来讲，能简单说哪个方子好哪个方子劣吗？关键是能不能善用。和药一样，药有好坏之别吗？人参就好，黄连就不好？肯定不是这样说，能够对证就好，药不对证当然不好。有茯苓饮证而去用之，那没有问题，假如是虚证，肯定不合适。如胃气虚，饥则心慌、得食则安，这个时候要补胃气，不是只降阳明的问题，所以辨证一事关系重大。或者主证是气陷，比如胃下垂、子宫下垂或肚子坠胀、腰腿困沉，这个时候可能有中焦的小问题，但主要矛盾是下陷，如果再用茯苓饮降一下，那不是加重了吗？

　　所以说一个方剂，首先理解通透了，才能善用它，在理解的基础之上，辨证是最重要的。我们对方剂中的每一味药，要从它的长相、颜色、采收时间及四气五味去深入了解，知道它有什么能耐，用药如用兵。包括为什么用这个量，取3克、5克而非10克？这些问题都是非常值得去研究的。也就是要完全掌握这些常用药，熟悉它们的性味，同时理解其合理用量。怎样去掌握这些内容呢？还是需要从前人的医案中不断学习总结，并不断地实践，深入体会一方一药的内涵和义理，临证时能够信手拈来，那效果肯定是没问题了。

　　再说一下茯苓饮的加减，比如：加甘寒之竹茹，化痰而不燥，对一些因痰火导致的睡眠差、易受惊效佳，取的温胆汤的意思。实际上，容易受惊的人，火比较大，用温胆汤祛除了痰火，就不易受惊了，胆子自然就大了，可以这样去理解。痰又分为有形之痰和无形之痰。有形的痰饮，是指视之可见、触之可及、听之有声的实质性痰浊和水饮而言，如咳咯而出的痰液、呕泄而出之水饮痰浊等。无形的痰饮，是指由痰饮引起的特殊症状和体征，只见其症，不见其形，看不到实质性的痰饮，故称无形之痰饮。其作用于人体，可表现出头晕目眩、心悸气短、恶心呕吐、神昏谵狂等，多以苔腻、脉滑等为主要临床特征。用茯苓饮加竹茹化痰，取意是往下降，痰在上面，让降下来、化掉，通过大、小便排出体外。在本方里，茯苓可以化痰，半夏、枳壳也能化痰，陈皮亦可化痰，但总体取降的意思，将痰化掉并降下去，症状因此得以减轻。为什么眠艰可以选用温胆汤？睡不着觉，是阳不入阴，令浮阳潜降归阴，阴阳和合，自然就睡着了。或者因为痰湿阻滞，也存在这个问题。

有时候加桑叶，则取麻杏石甘汤的意：胃气不降，同时也就有肺气不降，肺气不降时，还不想用麻黄，大便头干，则以开窍并润下为主。或加荆芥、防风各10克，有解表作用，通畅中焦的同时，我们还想兼顾一下表，比如清涕多、湿气重都可以宣散，风胜湿，或者白带清如水也可以这样去用。加羌活、独活、防风，可用于胃气不降兼有手脚凉，或者手脚湿，手足心潮湿易汗。手脚凉多意味着阳气不能宣通到达，并不是那种真正的虚寒证。我们知道，真正的虚寒证，就是所谓四逆汤证（附子、干姜、甘草），手脚逆冷过踝腕，不光手脚冷，四肢也冷，小便清长，大便溏稀，面色㿠白，脉象也有微或沉迟等相应表现。我们今天说的这种手脚凉，只是宣通不够，热郁在里面，不能宣散畅达体表和四末，羌活、独活、防风气雄发散，能推动气机到达肢体远端，手脚自然就不凉了。

录音整理：王　娅

文字校对：刘　琼　汪雅兰

参 考 文 献

[1] 李克光. 金匮要略讲义[M]. 上海：上海科学技术出版社，1985：80.

[2] 佚名. 全本黄帝内经[M]. 云南：云南教育出版社，2010：79-81.

[3] 曹颖甫著；姜佐景编按，鲍艳举点校. 经方实验录[M]. 北京：学苑出版社，2008：100.

[4] 刘渡舟. 经方临证指南[M]. 北京：人民卫生出版社，2013：145.

[5] 陶弘景. 名医别录[M]. 北京：中国中医药出版社，2013：194.

[6] 陈士铎. 本草新编[M]. 北京：中国中医药出版社，2008：176.

[7] 李克光. 金匮要略讲义[M]. 上海：上海科学技术出版社，1985：159-176.

[8] 佚名. 全本黄帝内经[M]. 云南：云南教育出版社，2010：53.

[9] 佚名. 全本黄帝内经[M]. 云南：云南教育出版社，2010：169.

[10] 朱震亨. 丹溪心法[M]. 北京：北京市中国书店出版社，1986：171.

[11] 刘春生. 越婢汤新识[N]. 中国中医药报，2018-12-14(4).

[12] 许宏. 金镜内台方议[M]. 江苏：江苏科学技术出版社，1985：22.

[13] 张苇航. 越婢汤当为越痹汤再证[J]. 上海中医药大学学报，2013，(06)：16-18.

[14] 李东垣著；张年顺校注. 兰室秘藏[M]. 北京：中国中医药出版社，2007：117.

[15] 马子密，傅延龄. 历代本草药性汇解[M]. 北京：中国医药科技出版社，2002：157.

[16] 吴昆著；洪青山校注. 医方考[M]. 北京：中国中医药出版社，2007：188-189.

[17] 陶弘景. 名医别录[M]. 北京：中国中医药出版社，2013：47.

［18］张山雷. 本草正义［M］. 山西：山西科学技术出版社，2013：151.

［19］李克光. 金匮要略讲义［M］. 上海：上海科学技术出版社，1985：221.

［20］曹家达著；汤晓龙校. 金匮发微［M］. 福建：福建科学技术出版社，2007：230-231.

［21］李克光. 金匮要略讲义［M］. 上海：上海科学技术出版社，1985：250.

［22］武之望. 济阴纲目［M］. 北京：中国中医药出版社，1998：292.

［23］中医研究院. 岳美中医案集［M］. 北京：人民卫生出版社，1978：96.

［24］邓铁涛. 邓铁涛临床经验辑要［M］. 北京：中国医药科技出版社，1998：115.

［25］沐之. 神农本草经彩色图鉴［M］. 北京：北京联合出版公司，2015：218.

［26］佚名. 全本黄帝内经［M］. 云南：云南教育出版社，2010：134.

［27］刘海晔，张桐，李明. 仲景百合病之我见［J］. 河南中医，2015，35（4）：668.

［28］李克光. 金匮要略讲义［M］. 上海：上海科学技术出版社，1985：38.

［29］黄元御. 黄元御医学全书（中）［M］. 北京：中国古籍出版社，2010：886.

［30］孙曼之. 孙曼之伤寒论讲稿［M］. 北京：中国中医药出版社，2014：88.

［31］孙曼之. 孙曼之伤寒论讲稿［M］. 北京：中国中医药出版社，2014：136-137.

［32］沐之. 神农本草经彩色图鉴［M］. 北京：北京联合出版公司，2015：35.

［33］张璐著；孙玉信，王晓田主校. 张氏医通［M］. 上海：第二军医大学出版社，2006：230.

［34］孙曼之. 孙曼之伤寒论讲稿［M］. 北京：中国中医药出版社，2014：39-40.

［35］巢元方撰；高文柱，沈澍农校注. 诸病源候论［M］. 北京：华夏出版社，2008：85.

[36] 陶弘景. 名医别录[M]. 北京：中国中医药出版社，2013：23-24.

[37] 赵春香. 芍药甘草汤在妇产科中的应用[J]. 特别健康，2016，（1）：86.

[38] 矢数道明著；李文瑞校. 临床应用汉方处方解说[M]. 北京：学苑出版社，2008：195.

[39] 张元素著；郑洪新校. 医学启源[M]. 北京：中国中医药出版社，2007：108.

[40] 曹颖甫著；姜佐景编按，鲍艳举点校. 经方实验录[M]. 北京：学苑出版社，2008：122-123.

[41] 黄宫绣著；王淑民校注. 本草求真[M]. 北京：中国中医药出版社，1997：299.

[42] 陈明，刘燕华，李方. 刘渡舟验案精选[M]. 北京：学苑出版社，1996：143.

[43] 陈士铎. 本草新编[M]. 北京：中国中医药出版社，2008：101.

[44] 陶弘景. 名医别录[M]. 北京：中国中医药出版社，2013：81.

[45] 沐之. 神农本草经彩色图鉴[M]. 北京：北京联合出版公司，2015：211.

[46] 孙曼之. 孙曼之伤寒论讲稿[M]. 北京：中国中医药出版社，2014：61.

[47] 孙曼之. 孙曼之伤寒论讲稿[M]. 北京：中国中医药出版社，2014：61-62.

[48] 李克光. 金匮要略讲义[M]. 上海：上海科学技术出版社，1985：70.

[49] 范铁兵，高俊峰. 浅析金匮要略建中汤[N]. 中国中医药报，2010-12-01(4).

[50] 李克光. 金匮要略讲义[M]. 上海：上海科学技术出版社，1985：245-246.

[51] 陈士铎. 本草新编[M]. 北京：中国中医药出版社，2008：51-52.

[52] 李克光. 金匮要略讲义[M]. 上海：上海科学技术出版社，1985：187.

[53] 李克光. 金匮要略讲义[M]. 上海：上海科学技术出版社，1985：257.

[54] 李克光. 金匮要略讲义[M]. 上海：上海科学技术出版社，1985：110.

[55] 沐之. 神农本草经彩色图鉴[M]. 北京：北京联合出版公司，2015：378.

[56] 汪昂. 医方集解[M]. 北京：学苑出版社，2013：251.

[57] 李东垣著；张年顺校. 脾胃论[M]. 北京：中国中医药出版社，2007：32.

[58] 贾所学. 药品化义[M]. 北京：学苑出版社，2011：120.

[59] 赵献可著. 医贯[M]. 北京：中国中医药出版社，2009：135.

[60] 史泠歌. 论宋代药材的种植与贸易[J]. 安徽广播电视大学学报，2019，3：87.

[61] 沐之. 神农本草经彩色图鉴[M]. 北京：北京联合出版公司，2015：138.

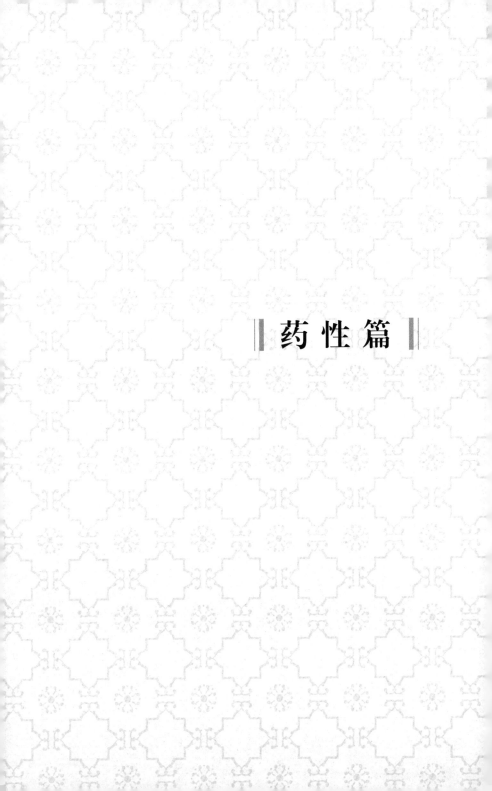

药 性 篇

挺然独立、升发脾阳之荷叶

"小荷才露尖尖角，早有蜻蜓立上头"，[1] 南宋诗人杨万里以清新活泼之笔调，质感地呈现出了小池中生动的画面：时序尚未盛夏，碧嫩的小荷刚刚将它紧裹着的尖尖叶角探出水面，就有一只可爱的蜻蜓轻轻地站立在上头。在《红楼梦》中，宝玉挨打后，身体"由臂至胫，或青或紫，或整或破，竟无一点好处"，却只想喝那一碗"小荷叶儿莲蓬汤"，可见曹雪芹亦深谙医道。[2]

荷生于水泽、池塘、湖沼或水田内，扎根淤泥之中，其叶伸出水面之上，挺然独立，展开类圆盾形，全缘或稍成波状，实具长养生发之气。荷叶性平归脾胃；色青质轻，类于风木；其形仰，主上行，中央空虚，似震卦之体（震仰盂）；性凉品清，感少阳胆腑之气，属风木，为生化万物之根蒂。人之饮食入胃，营气上行，即少阳甲胆春生之气，春气生则万化安。

张元素制枳术丸（白术、枳实），用荷叶裹之烧饭为丸，藉其助益而升发脾胃清阳之气。贾所学在《药品化义》中称："盖饮食入胃，藉少阳胆气升发，脾能运化，若脾胃虚因胆气弱，不得升上，虽用此治脾，实资少阳生发之气，东垣至晚年方始悟此理，以为神奇。"[3]

刘完素处清震汤[4]（升麻、苍术、荷叶）治风动作声、头如雷鸣或头面疙瘩肿痛者，取色青气香、出淤泥不被所困之荷叶，助胃中清阳上行；升麻之甘辛、苍术之燥烈，能散阴霾湿气，使邪从上越而不传中。

荷叶能升发脾阳，五倍子善收敛固涩，此二物等量煎煮熏洗，可治因久泻、便秘等引发之气虚下陷，固摄失权所致之脱肛不收。[5]

荷叶味苦，可泻心肝邪火而清金固水，故能除妄热、平气血。吴昆治气分有火而咯血之荷叶散[6]（荷叶焙干为末），荷叶具仰盂之形，感震卦之象，发轻香之气，得清和之体，故能和阳定咯而运血。

《太平圣惠方》卷第八十治产后七日内恶血不散、时时冲心、闷绝不识人之荷叶散[7]（荷叶、延胡索、地黄汁），用延胡索化血滞以通络，生地滋心血以退热，荷叶升发阳气、散瘀血以推陈出新，三药合奏，使血滞化而热自解，心包之阳气舒发而心气清和、心神得养，则发烦闷绝之症当远矣。

治赤游火丹，以新生荷叶捣烂，入盐外涂。

治黄水疮，取荷叶烧炭，研成细末，用香油调匀，敷患处。

李时珍在《本草纲目》中指出："荷叶能生发元气，裨助脾胃，涩精滑，散瘀血，清水肿痈肿，发痘疮，治吐血、咯血、衄血等。"[8] 荷叶蒂（别名：荷鼻）为荷叶中央近梗处之基部，升举之力尤甚，领诸药直至巅顶，能守中和胃，可安胎、止血、止带；荷叶边，醒阳气以四达；荷梗，为荷之叶柄或花柄，干燥荷梗近圆柱形，表面淡棕黄色，具深浅不等纵沟及多数刺状突起，体轻质脆，折断面呈淡粉白色，

可见数个大小不等的孔道，故有通气舒筋、升津止渴、开郁
行水愈崩淋之功。

开心窍、治善忘的石菖蒲

大凡水土和合以生草木，但石菖蒲，根茎盘络于砂石之上，不借泥土而生，只吮拔水液而昌美于山涧泉流之间，忍苦寒，安淡泊。在水石之中横行四达，根细节密，芳香辛冽，大部茎叶挺立于水面之上，叶片尖锐如剑，极具奋力上挺之升劲，其气之盛可知，故入于人身，亦能不为痰涎湿滞所阻。

陈嘉谟在《本草蒙筌》中称："生于石涧而叶细嫩者，名菖蒲，根小节稠，气味芳冽，正好入药以通窍开心；种于池塘而叶粗长者，为菖阳，根大节疏，味兼和淡，只可取作酒茶菜点。"[9] 所以，古方中但用菖蒲，特加"石"字于前，使人不至于误取，用药必求其真，方可获效。

据《神农本草经》上品所载："菖蒲味辛温，主风寒湿痹，咳逆上气，开心孔，补五脏，通九窍，明耳目，出音声；久服轻身，不忘，不迷惑。"[10] 观菖叶两支，根茎盘络，悉从中心透发而出，故能开人心孔，而心孔为诸脉络之宗主，其挛结屈曲之状俨然相似，心孔开而九窍皆通，九窍通灵，则脏腑自得其补益而轻身。明耳目者，是通九窍之应；出音声、不忘、不迷惑者，乃开利心孔之验；痹者，闭塞不通，属风寒湿等相合而成；咳逆上气，为毫窍固拒，肺气壅遏所致。菖蒲味辛气温，阳气开发，芬芳轻扬，外充百骸，温胜湿寒，辛兼横走，善四达搜涤而散邪结，则郁痹咳喘自舒解而向愈。

葛洪在《肘后方》中指出："心孔昏塞，则多忘喜误。"[11]

孙思邈立定志补心汤[12] 治心气不足而善忘、心痛惊恐不安者，以辛温之菖蒲伍远志之苦温，辛开苦降，可通利散结而壅自开，九窍自利；人参得天地精华纯粹之气，钟地土之广厚，久而成人形，气冠群草，三才俱备，故补人体五脏；茯苓秉松木之精华，藉土气以成质，甘淡性平，甘能补中，淡能利窍，有土位中央而旋转枢机之功。

陈士铎认为：石菖蒲开心窍、治善忘，必须得人参才能有奇效。因善忘之症，多为心窍昏闭所致；心窍之闭者，常因心气虚。补心气之虚，人参最堪胜任。若不用人参以补虚，惟恃菖蒲来开窍，窍虽开于一时而复闭，又何益之有?[13]

治诸般赤眼、攀睛云翳：石菖蒲榨汁，文武火熬作膏，每日点眼；

治风虫牙痛：以石菖蒲抵牙痛处咬定或塞牙缝；

治耳聋：石菖蒲根一寸、巴豆一粒（去皮心），二物合捣，分作七丸，用绵裹，眠时即塞入耳中，每日更换；

治耳聋、耳鸣如风水声：石菖蒲（淘米水浸泡一宿后焙干）二两、猪肾（去筋膜）一对、葱白一把，皆切碎，白米适量，加水先煮石菖蒲，再入猪肾、葱白及米作羹，空腹食；

治痰迷心窍：石菖蒲、生姜，共捣汁灌下；

治痈肿发背：石菖蒲捣贴，或捣末后以水调涂；

治跌打损伤：石菖蒲鲜根适量，甜酒糟少许，捣烂外敷；

治阴汗湿痒：石菖蒲、蛇床子等份为细末，日搽二、三次；

王孟英用昌阳泻心汤[14] 治霍乱后胸前痞塞、汤水碍下、或渴或呃：以石菖蒲伍竹茹、枇杷叶、芦根、苏叶、厚朴诸味，内取仲祖泻心汤之黄芩、半夏、川连三物，用石菖蒲代生姜为君以扫涤浊邪，而昌发清阳之气。诸药和合，成豁痰泄热、展气通津之功。

石上菖蒲，大凡细小者皆可为用，前人取一寸九节者为良，九为阳数之极，阳中至阳，得其利气以通九窍之意，如因痰火二邪为病，致气不顺、窍不通者，宜可服用；若为精神内馁、中气不足所致气窍不通者，多投十全大补汤襄赞以奏其功。

通心肾、利九窍的远志

元初，宋皇族赵孟頫出仕为官，曾作诗"在山为远志，出山为小草"，其虽处荣华，却事事堪惭，为使"小草"不失"远志"，常借诗文书画以自遣。华夏文明式微，故朝山河旁落，在儒家忠孝节义思想背景下，有远志而知自微，这是当时诸多文士共同的隐痛与慨叹。

远志出土之苗名小草，其根荄（gāi）骨硬，气味苦温，禀少阴心肾之气化，根长一尺有余，苗短根长属司肾之物，其藏于肾而用于心。心主脉，脉舍神，居五神之首；肾藏精，精舍志，驻五神之尾，实可谓远，故名。

远志在《神农本草经》中，位列上品："味苦温，主咳逆伤中，补不足。除邪气，利九窍，益智慧，耳目聪明，不忘，强志，倍力，久服轻身不老。"[15]

其阴者深入，阳者浅出于外，出之力为入下之性所掣肘，故远志不能如麻黄般任性不保守、仗老根之敛收以善驱峻散、随窍皆透，而仅能去九窍微薇之邪。远志气味芳烈，苦泄热，温壮气，辛散郁，可通肾气上达而交于心。心肾不交，则咳逆伤中，远志能交通心肾，故治咳逆伤中。心主营，营气顺则中焦自足。《灵枢·本神》曰："肾盛怒而不止则伤志，志伤则喜忘其前言。"[16] 即志藏于肾，大怒不止则伤志，志伤则善忘前言，即见善忘则可谓志不坚固，其取意仍在远志之苗短根长。苦温以醒发其火，心气开通则智慧自益，心为君主之官，神明出焉，天君既定，则五官自明，故耳目聪明，不忘，强志；心火能生脾土，心之气盛则脾气亦强而力生；久服轻身不老者，乃气和之功。

治久心痛：远志（去心）、石菖蒲（细切）各等份，捣粗粉，每次 6 克，水煎去滓，不拘时温服；

治脑风头痛不可忍：远志（去心），研为细末，适量吸入鼻中，按揉痛处；

治胸痹心痛：取远志、桂心、干姜、细辛、炒蜀椒各 45克，炮附子 8 克，捣细粉和蜜成丸，如梧子大，每服 3 丸，1 日 3 服；

远志得甘草、陈皮，解脾经郁结；配川贝、茯神，除痰郁，开心窍；佐茯苓，入肾经以泄邪；伍麦冬，散心郁而宁神；同辰砂、金箔、琥珀、犀角能镇惊；协半夏、胆南星、贝母、白芥子可消惊痰；合牙皂、钩藤、天竺黄治急惊。

贾九如在《药品化义》中指出："远志入心开窍，为宣散之药，但凡痰涎伏心，壅塞心窍，致心气实热，为昏聩神呆、语言蹇涩，为睡卧不宁，为恍惚惊怖，为健忘，为梦魇，为小儿客忤，暂以此豁痰利窍，使心气开通，则神魂自宁。又取其辛能醒发脾气，治脾虚久困，思虑郁结，故归脾汤亦用之。"[17]

石菖蒲禀水精之气，外通九窍，内濡五脏，其性自下而行于上，与远志自上而行于下者有别。远志功用虽略同石菖蒲，但彼辛而此苦，此二物相伍，在《圣济总录》中，名曰远志汤，[18] 用治久心痛，意取其辛开苦降、开窍启闭之能，使气自顺而壅自开，痰浊消散不蒙清窍，心清明则神宁，为临证常用祛痰开窍药对之一。

　　远志不可作为补心安神之品，因其能消散心肾之气，如心虚不寐，用之则有怔忡之患；若肾气不足，用之恐过提肾气，故虚怯者当禁用。惟心气郁结，或痰涎壅塞心窍，而致神呆健忘、癫寐不宁等症，大可用其豁痰以利气。

酸枣仁为何能治失眠

酸枣仁治失眠，出自仲师《金匮要略》："虚劳、虚烦不得眠，酸枣仁汤主之。"[19] 酸枣仁汤以酸枣仁、甘草、知母、茯苓、川芎组成。此为肝虚不荣，阴虚内生浊燥之火，则魂不得以藏，故虚烦失眠、心悸不安。方中酸枣仁味甘而润、酸而性收，最能补肝敛气；茯苓、川芎二物，宁心安神、行气调肝以泄其邪；知母、甘草者，清热滋燥和中，解烦之所由。如此，辛散、酸收并具，一阴一阳谓之道，所以求肝为治，宅其魂，则眠自安。

酸枣树丛生于我国西北、华北等地的山区丘陵、旷野、陡峭山坡、路旁，采收于果实外皮呈红色的深秋十月。其果色红、枝多刺、味酸无毒，得地东方之木味，入足厥阴肝经、手厥阴心包经；枣仁气平，得秋金敛降之气，入手太阴肺经，气味俱阴而善降。酸枣生于清阳所居之高旷之地，果肉薄少而为阳，枣核巨大为阴，枣仁更是阴中之阴，如此酸枣仁具有强烈的敛气藏阴之能。《神农本草经》曰酸枣仁久服安五脏，《名医别录》称其能补中益肝、坚筋骨、助阴气。[20] 因肝为魂之处、血之藏、筋之宗而主疏泄，若肝阴不足、阴亏血燥，则会浮阳于外而失眠，故治疗的重点在于恢复、提高肝本身的敛藏之能，而非直接蛮补肝木之阴。

一个真正的好中医老师，不只是教给学生治病的妙方，而是引导学生彻悟"妙方"背后的机理和立方的原旨，拓思维、扩视角、明道理，能辨证施治而终获良效，才是高等级的成功。

宋代钱易《南部新书》称：唐大中三年（849 年），东都河南洛阳来一老僧，面如古月，银须矍铄，行如风，立如松，是年一百二十岁。有问："服何药而能如此寿高体健？"僧对曰："我年少贫贱，亦从不知药，惟喜酸枣茶罢了。平素一日三餐可无，但无酸枣茶则不可。出外也须日饮百碗，如平常日，亦不下四五十碗。"[21]（日饮百碗，喻其饮用量甚大。）

酸枣仁，性虽收敛而气味平淡，善收摄浮阳，使心肝脾咸循其职，用当伍以他药，则足能见其功：佐当归、人参，可以敛心；佐当归、白芍，可以敛肝；佐当归、白术，可以敛脾；佐当归、麦冬，可以敛肺；佐当归、柏子仁，可以敛肾；佐当归、茯苓，可以敛胃肠、膀胱；佐当归、黄芪，可以敛气而灌溉营卫；佐当归、地黄，可以敛血而营养真阴。时珍曰：肝虚则阴伤而心烦，而魂不能藏，肝藏魂，所以不得眠。故凡伤寒虚烦多汗，及虚人盗汗，皆可炒熟以用，取其收敛肝脾之津液也。

仲景师何等慧眼，肝虚不荣，安能舍酸枣仁而不用？

琥珀与酸枣仁

琥 珀

琥珀为松科植物松树上的松脂埋藏到地下后，经数千万年乃至上亿年的封藏与地气运化而成。久藏地下则大得中土醇厚之气，味甘性平，故归足太阴脾经。松树的叶子皆纤细似针而尖锐，2~3或5枚一束，可见其生发之气甚厚。正因它阳气十足，故可抵御冬寒而不落叶。松脂从树干溢出时多呈淡黄或无色透明状，似人汗液而入心经。它从树上坠下，具引阳下行之意。心火应降，肾水当升，故成水火既济之势。

陶弘景在《名医别录》中称："琥珀味甘平，安五脏，定魂魄，杀精魅邪鬼，消瘀血，通五淋。"[22] 心肾交泰，心火宁降则安，即恢复心主神明之常态，则精魅邪鬼无处依附，病邪又焉能产生，故心宁则身体荣和。松脂禀赋松木生发之气浓厚，被深埋于地下数千万年而终成琥珀。阳气喜灵动、升散而恶静滞，它被长期禁锢，蓄势待发已久，故到达人体后，其生发之气必然有一个强烈的释放，所以入心经可散瘀血、破癥瘕。心和小肠相表里，则利水道、通五淋，就是很自然的事了。

琥珀甘平入脾，古方用来燥脾土之湿，脾土运化健顺则能生金，肺金得降，则小便自可通利。琥珀生成之初由松脂从树干坠落，具下降之意，故可镇惊安神、利水通淋。当有小便不利、尿等待，用冬葵子类药效果不理想时，就可用琥珀打细粉冲服，每次约1克，睡前冲服，效果较好。

张景岳治健忘、神思恍惚、神疲眠艰等，以琥珀、羚羊角、人参、茯苓、远志、甘草等份，制成细末，炼蜜为丸，称琥珀多寐丸[23]，取降火安神之意。前人用琥珀、朱砂研粉冲服以定惊，琥珀虽能重坠、沉降、定惊，但其偏燥，所以阴虚内热、血少时，虽有小便不利，还须慎用。

感悟还原古人的立方择药视角，就能对中药的理解更加透彻、灵动，若是只记琥珀的归经、功用，印象就不够深刻，就不会有人药（方）合一的立体感。

酸枣仁

说到酸枣仁，大家多想到仲圣专治虚烦不眠的酸枣仁汤。酸枣树主要生长在我国西北、华北一带的丘陵、旷野、路畔、山沟崖边等多风、缺水之地，采收于深秋。

小时候常采酸枣吃，几乎没有果肉，一层皮，全是核，核在里为阴，果肉在外属阳，也就是说，酸枣阴多而阳少。酸枣树多生长于西北、华北的旷野、山坡、路旁、崖畔等，干旱且风较大的地方，风大意味着消散，不易聚气；风胜湿，一刮风把水气给吹跑了，缺乏水分，就是阴少。在这样风大、耗阴、易消散的地方，酸枣核能长这么大，说明什么问题？很显见，酸枣有超强的敛阴能力，如果酸枣敛阴能力不足，它的果核就不可能长这么大，甚至它早就因干旱而枯死了，无法开花、结果的。

酸枣色红入心，味酸归肝，采收于金秋十月，禀秋金敛降之气。正因酸枣所具强烈敛藏、收降能力，所以核大肉少，阴多阳少，我们所取用的酸枣仁，更是阴中之阴，故《名医别录》说酸枣仁能补中益肝、坚筋骨、助阴气。

阴虚则不能涵阳，所以失眠，取酸枣仁的重点不是直接蛮补肝阴，而是恢复、提高厥阴肝本身的敛藏能力。所谓补，一种是直接补阴，另一种则是恢复敛阴能力；恢复敛阴能力是本，直接补阴是标。

据《素问·痹论》称："肝痹者，夜卧则惊。"[24] 及《灵枢·本神》载："肝藏血，血舍魂。"[25] 因肝痹的主症之一是夜卧易惊，肝藏魂，就是魂能藏于肝，夜寐则安。若肝血不足，则魂无所舍，所以夜卧易惊、不寐。宋医许叔微在《普济本事方·卷一》中论述不寐的原因："平人肝不受邪，故卧则魂归于肝，神静而得寐，今肝有邪，魂不得归，所以卧则魂扬若离于体。"[26] 这个解释非常清晰到位，不管是血虚不养，还是邪火亢盛所致魂无所舍，其总的机理是肝不能守魂。

临床使用仲祖治虚劳、虚烦失眠的酸枣仁汤时，酸枣仁入药是不需捣碎的，常要将"不捣"二字专门备注一下。如果不说，药房直接就捣碎了，见子皆捣？仔细想下，我们取用酸枣仁的收藏之气，目的就是恢复肝的敛阴能力，倘若捣碎了还怎么敛？取的是敛收之意，不是发散。传统中医选方用药很讲究，比如刚才说的琥珀，打碎取细粉，其意在于发散。见子皆捣，是很西医式的思维，意思是捣碎后容易煎煮，容易析出有效成分，我们中医思维不是这样认为的。

再就是炒后有香味，芳香可入络，入络就意味着入血分，酸枣仁入肝、心为用，皆是阴经，层次当然要深，炒法正是取此意。

若把方子开好等病人，见失眠就投酸枣仁汤，那肯定不行。仲祖在《金匮要略》中指出：虚劳、虚烦不得眠，酸枣仁汤主之。不是所有失眠都是一样的原因，凡症寻因。失眠是果，是症状表现，但产生失眠的原因很多：比如胃不和则卧不安，须降胃气；肝亢失眠，当然平肝；身倦欲寐的阳陷，则举陷升阳即是……如此种种，都要具体辨明病机才可。

对一味药的理解，应根据药物本身的生长环境、采收时间、形状、四气五味、颜色等，用中医取象比类思维来研判它的性能，知其然并知其所以然。当我们掌握了这种方法以后，就发现经典只是一种总结，不需死记硬背，而要真正去感悟理解它，明白文字之外的意思，就简单多了。

录音整理：邱　敏
文字校对：刘文军　王永英　刘　琼

羌活与独活之别

羌 活

羌活主要生长于四川、甘肃、云南等海拔 1500~4500 米的林缘灌丛内及河边,喜凉爽、湿润而耐寒,茎直立,圆柱形,中空有纵直细条纹,以根茎入药。气清属阳,善行气分,雄而善散,可发表邪,能直上巅顶,通利五脏,横行肢臂,以除上焦之痛见长,常用于外感风寒、头痛无汗、寒湿痹等症。张志聪称:"羌活气味甘辛,其色黄紫,气甚芳香,生于西蜀,禀手、足太阴金、土之气化。风寒侵袭,如客在门而叩击之,从皮毛以入肌腠,羌活禀太阴脾土之气,即御皮毛之风寒。"[27]

如治牙疼的漱牙羌活散:薄荷 1 钱半、羌活 1 钱、大黄半钱,水煎去滓,温漱,咽亦无妨;

治一切时行感冒疫气的羌活柴胡汤:羌活、苍术、柴胡、黄芩、橘红、半夏、枳实、炙甘草、川芎各 1 钱,加生姜,水煎频服,有汗出则停止服用;

治风热、头面生疮的羌活散:羌活、防风、川芎、荆芥穗、麻黄、炙甘草、炒牛蒡子、木通各等份,制为细末,每次 1 钱,以茶或酒调饮频服。

独 活

独活则长成于湖北、四川等地海拔 1200~2000 米的阴湿山坡、林下灌丛间，喜阴凉潮湿，取干燥根入药，根头部膨大，多横皱纹，呈圆锥状，气味性质较和缓，质地亦致密。独活一茎直上，得风不摇曳，无风偏自动。为何能够身虽处于风而不受其摆布，甚至可任性反其道而自行之？用我们中医取象比类思维理解，不过腿脚根基牢固而已。故独活入肾经，长于祛腰膝筋骨间风湿，善治在下、在里之风湿痹痛，为治风湿痹痛之要药。王好古在《汤液本草》中云："独活，治足少阴伏风而不治太阳，故两足寒湿痹，不能动止，非此不能治。"[28] 张介宾在《景岳全书·本草正卷》中亦称："独活专拟下焦风湿，两足痛痹，湿痒拘挛。"[29]

如治腰脚冷痹不仁、疼痛的独活酒：独活半两，杜仲、丹参各一两，当归（切焙）、川芎、熟地黄（焙）各一两半，打细粉，用好酒五升，于净瓶内浸泡密封，在开水中煮约 4 个小时，取出候冷，不拘时饮之，常令微醉；

治腰膝冷痛，肢节屈伸不利的独活寄生汤：独活三两，寄生、杜仲、牛膝、细辛、秦艽、茯苓、桂心、防风、川芎、干地黄、人参、甘草、当归、芍药各二两，共为粗末，水煎，分三次服用。

羌活气雄，独活气细，故雄者入足太阳治风湿相搏，头痛肢节痛、一身尽痛者，非此不能除；细者入足少阴治伤风头痛，两足湿痹难以行动，非此不能祛。仲圣治少阴，必用紧实者独活；东垣治太阳，必取轻虚者羌活。正若黄芩，取枯飘者名宿芩，用治太阴；圆实者名子芩，以治阳明。黄宫绣在《本草求真》中指出："羌之气清，行气而发散营卫之邪；独之气浊，行血而温养营卫之气。羌有发表之功，表之表；独有助表之力，表之里。羌行上焦而上理，上属气，故云羌活入气，则游风头痛、风湿骨节疼痛可治；独行下焦而下理，下属血，故云独活入血，则伏风头痛、两足湿痹可治。二活虽属治风，而用各有别，医家不可不细审。"[30]

上二物虽味皆辛苦，但羌活生于海拔高地，根茎入药，质地疏虚，其性雄烈；独活则成于低海拔之阴湿山地，以根入药，质地紧实，气味性质亦和缓。故羌活偏阳，主上，行气而能发表邪；独活偏阴，善下，走血而功在祛湿痹。

麻黄的散与麻黄根的收

麻　黄

麻黄细而中空，象人毛窍，似脉络骨节，中央赤、外青黄，味辛性温，气味俱薄，为阴中之阳，以轻清成象，乃气味之清者，能透出皮肤腠理之外，又可深入积痰凝血之中。其急开腠理、达肌表、通血脉、散寒凝、御山岚瘴气，属消积化瘀之物，素有非麻黄而邪不能尽出之谓。

《灵枢·百病始生》曰："积之始生，得寒乃生，厥乃成积也。"[31] 风寒之邪外侵肌肤毛腠，肺气膹郁，则顿失宣发肃降、潮动诸络气血之能，百脉之血无气以推动，则皮肉及脏腑之血络壅凝不得以散，久而终成癥瘕积聚之势。麻黄所生之地，冬不积雪，即麻黄能发越封藏于土地中之阳气，以致将覆盖其上之雪融化。天人相应，麻黄作用于人体，则可使深部阳气透达表层，由脏腑之内而外彻至骨节肌肉皮毛，从阴出阳，使其间留滞无不倾囊而出，如此大伸阳气于至阴之中，则三焦表里寒凝血瘀尽散，故《神农本草经》谓麻黄有治中风伤寒头痛、发表出汗、破癥坚积聚之能。[32]

麻黄轻扬发散，属骁悍之药，专治风寒之邪在表，其虽曰解表，实为开肺，虽称散寒，实则泄邪。麻黄得桂枝则宣通作用迅猛，仲祖治伤寒，有麻黄汤、葛根汤、大小青龙汤，皆用麻桂，发表最速。《伤寒论》第35条治头疼、身疼、腰疼、骨节疼痛之麻黄汤，在《千金方》中又名还魂汤，[33] 专治卒中鬼物，即所谓阴邪之气突然侵袭，而骤不知人事，取麻黄汤来开窍以救急，正得其剽悍峻通之意。南方气暖，其肌肤腠理疏薄，最易汗出，故南方人用麻黄宜轻，常用不过钱；北方人肌肤密实，或更有出外不避风霜之强人，若当严寒之季，则需多取始能见功。故用药之道，贵在因时、因地、因人，灵活斟酌以能胜病为要，不可拘泥于成见。

麻黄并非只治表，大凡里病能使其从表以分消者皆可为用。如《伤寒论》第262条麻黄连轺赤小豆汤及《千金方》麻黄醇酒汤之治黄，《金匮要略》痉湿暍病脉证治第二的麻黄加术汤、麻黄杏仁薏苡甘草汤之治湿。又及中风历节病脉证并治第五的桂枝芍药知母汤、乌头汤之治风，则属本经谓之破癥坚积聚者。

服麻黄可能出现身热汗出，但其本身不属补阳之物，只是提调存于体内之阳气为用，是太阳伤寒解表发汗之要药。陶弘景在《名医别录》中指出，麻黄虽可治五脏邪气、伤寒头痛，能消赤黑斑毒，但多服则走散真元，易令人虚。[34]若表虚自汗或阴虚盗汗、气虚发喘、素体阳虚、腠理不密、热甚但非因寒邪表闭所郁，及仲圣麻黄九禁之咽、淋、疮、衄、血、汗、寒、尺中脉微、尺中迟者，皆不可用。汗乃心之液，血汗同源，若不可汗而发汗，或发汗太过，则脱人元气，心血涸竭而祸患莫测。

麻黄根

麻黄发散，其根敛收而专于止汗，一散一敛，同生一株而分作两治，何解？张山雷在《本草正义》中认为：麻黄空疏轻扬，故走表而发汗，其根深入土中而重坠，根荄（gēn gāi，植物的根，比喻事物的根本，根源）本具敛藏收束之性，但惟其同属一本，则轻扬走表之性犹存，所以能从表分收其散越、敛其轻浮，还归于里，此所以麻黄根固有其止汗之力。[35]

麻黄根质坚实、味微涩，立秋后采挖，秉清肃敛降之金气，功专固表、止虚汗。得黄芪、牡蛎、小麦，可主诸虚自汗；配黄芪、当归，治产后虚汗；伍熟地、山茱萸、煅龙骨、煅牡蛎，用于阴虚盗汗。

麻黄根粉治肾劳热、阴囊生疮：麻黄根、硫黄各等份，米粉少许，打细粉外敷。

《圣济总录》羊肾丸主肾虚、烦热多汗、肢节痛、耳鸣：羊肾 1 对煮烂研细，伍蜜炙黄芪、麻黄根、焙当归、炒蜀椒、炒杏仁诸物，各 1 两，共为粉末以面糊为丸，梧桐子大，每次 20 丸，盐酒送下，1 日 2 服。[36]

仗祖上基业雄厚，自己只需挥洒开拓就可任意纵横。但若麻黄之祖业，即老根不善敛藏而无以荫庇，则麻黄何以能性至轻而善驱峻散？所以，正惟麻黄根的敛收，从而成就麻黄之雄散，方能轻装上阵，任性而不保守。

散寒通阳之葱白

葱白为百合科植物葱近根部的白色鳞茎，临床鲜用，呈圆柱形，上具纵纹，外实中虚，鳞叶层层紧裹，辛温而甘，气厚味薄，专主发散风邪，有通阳达表、行经散寒之功。

据《神农本草经》记载：葱白主伤寒寒热、出汗、中风面目肿。[37] 伤寒寒热，骨寒肉痛，属邪气来袭，阳气外出，与所中之风寒争而不胜所致；中风面目肿，为阳气被风寒所束，欲透达而不能之故；心与肾者，手少阴、足少阴相通。汗为心之液，葱白升肾阴入心营，色白味辛，善开肺卫之郁，汗所以可出。

葱茎之汁为上下流通、出阴贯阳之液，属手太阴、足阳明之物，以其辛温可驱散内停之邪火。邪逼阳络，成迫血妄行之变局，故取其发散通气之能，热越而出，则血自止。气者血之帅，气通则血活，葱白可使火者循其常、行者复其故，所以，陶弘景在《名医别录》中谓其止溺血，[38] 李东垣《珍珠囊补遗药性赋》中以之治伤寒阳明下痢之苦，[39] 陈士铎《本草新编》中愈金疮折伤、血出疼痛者，捣烂炒热以敷伤口。[40]

葱中空而善通气，通气即通脉，因其青翠茂盛、生机盎然而得名。葱生命力极盛，任凭胡乱藏弃，若未曾潮湿霉烂或枯极，但有一寸之根着土，即可繁茂直立而森然。仲祖两书用葱，述其用量，皆称几茎，均是葱白，以其层层紧裹之中，含有欲出而未出之青叶，为阳涵于阴，似少阴之中寓有真阳，极具生发力之故。

《伤寒论》第314条，白通汤治少阴病，下利；第315条，白通加猪胆汤治少阴病，利不止，厥逆无脉，干呕烦；第317条，通脉四逆汤加葱白治少阴病，面色赤者。因葱白不离于阴，能通阴中之阳，皆取葱白气味芳香、一茎直上，有宣通发表、微汗散邪、鼓舞阳气上升、不使下利之能。旋覆花汤证，在《金匮要略·五脏风寒积聚病篇》曰：其人常欲蹈其胸上，先未苦时，但欲饮热；《金匮要略·妇人杂病篇》曰：寸口脉革，妇人半产漏下。常欲蹈疏其胸，又弦而大之革脉，此可见肝脏受邪而气血郁滞，不得条达，着而不行所致，故用葱白十四茎，以通阳和肝而散结。

伤寒初觉头痛者：连须葱白7茎，淡豆豉、生姜各10克，水煮顿服，取汗即解；

霍乱烦躁、卧不安稳者：葱白20茎、大枣20枚，煮取顿服；

痈疖肿硬、无头、不变色者：米粉60克、葱白5茎，二物同炒至色黑，捣为细末，醋调摊于纸上，贴患处，一昼夜一换，以消散为度；

痔发疼痛：全葱带须，煎浓汤，置盆中熏蒸浸洗；

小儿消化不良：用生葱1茎，生姜粉、小茴香粉各10克，共同捣碎混匀并炒热（以皮肤能耐受为度），用纱布包好敷于脐部，每日1~2次，直到治愈为止。

去青叶用葱白，取其轻清；连须用，为欲开腠理兼通百脉；单用青葱管，则可疏通肝络之郁滞，与葱白专主发散有异。葱白得紫苏，通血壅；伍郁金，治溺血；配川芎，治胎动下血；合乳香，捣涂阴囊消肿痛；同淡豆豉、生姜、盐，熨脐，治大小便闭。凡人头目闷重、疼痛，时珍每用葱管插入鼻内二三寸，并耳内，即气通而清爽。

唐慎微在《证类本草》中称："冻葱，即经冬不死，分茎可栽而无子……食用入药以冻葱最善，气味亦佳。"[41] 又有汉葱，一名木葱，其茎粗硬而力薄，不如冻葱柔细之佳，故有木名。汉葱春末开花成丛，青白色，其籽色黑有皱纹，呈三瓣状，可种籽亦可分茎而栽，冬即叶枯，为百姓日用食材中不可或缺之品。

味辛性凉、善解忧郁的薄荷

薄荷为多年生草本植物，于夏、秋茂盛之时采割地上部分，呈簇状丛生，不止一茎，叶对出，向周围伸长，所以能四散。其枝叶稀被茸毛，色青质轻而芳香，气味辛凉冷冽，故功专入肝与肺。众草丛生曰薄，生气甚隆；荷意为可堪担负。名薄荷者，《诗经》谓"载驱薄薄"，[42] 意在其性锐而轻清，取效颇急。

张锡纯在《医学衷中参西录》中称："薄荷味辛，气清香窜，其内透筋骨，外达肌表，宣通脏腑，贯穿经络，服之能透发凉汗，为温病宜汗解者之要药。"[43] 薄荷可搜肝气而抑肺盛，于头目肌表之风热郁而不散者，最能捷效。

温病发汗用薄荷，犹伤寒发汗投麻黄，麻黄入喉而热汗出，热汗能解风寒，是以适于伤寒；薄荷服后得凉汗，凉汗可清温，故宜于温病。吴鞠通在《温病条辨》中以银翘散（金银花、连翘、苦桔梗、薄荷、竹叶、生甘草、荆芥穗、淡豆豉、牛蒡子、苇根）治太阴风温，但热不恶寒而渴；用桑菊饮（桑叶、菊花、苦杏仁、连翘、薄荷、苦桔梗、生甘草、苇根）治太阴风温，但咳，身不甚热，微渴。[44]

彭子益治兼恶寒温病，若脉洪虚或脉虚小，发热之后仍兼感寒，于乌梅白糖汤（乌梅、白糖）或三豆饮（黄豆、绿豆、黑豆）中加薄荷者，因兼恶寒之脉，定不纯虚，重按必兼有弦紧收敛之象，藉其清轻凉散，以开卫气之束闭。辛能散滞，凉可清热，故治小儿耳流稠脓之热证，用山药、扁豆、天花粉、生甘草，加薄荷；治肺金热而肝木失养之小儿大便色绿，用天花粉、生甘草，加薄荷；治湿热证之目珠红痛，用栀子、金银花、荆芥、木通，加薄荷。[45]

王怀隐《太平圣惠方》之薄荷丸（薄荷、皂荚），治瘰疬结成颗块，疼痛穿溃，脓水不绝，不计远近；[46] 钱仲阳在《小儿药证直诀》中治五痫，用薄荷煮汤送服五色丸（朱砂、水银、雄黄、铅、珍珠）；[47] 韩祗和在《伤寒微旨论》中用薄荷汤（薄荷、葛根、人参、炙甘草、防风）治中风；[48] 刘昉《幼幼新书》之睡惊丸（天南星、乳香、水银、琥珀、牛黄、白龙脑、青黛），治小儿急、慢惊风，用薄荷煮汤服用。[49] 上方皆取薄荷凉能清利、辛可通络、宣风向导之能，其义昭然。

肝气郁滞则胸胁胀闷，薄荷有开郁散气之效，常与柴胡、白芍、当归等药相伍，如古方逍遥散[50]（炙甘草、当归、茯苓、白芍、白术、柴胡、薄荷、生姜）。薄荷味辛性凉，通利六阳之会首，祛诸风热之邪，其芳香通窍，治失音、疗口齿、利咽喉，同川芎达巅顶，能疏散壅滞之热。如朱丹溪立方上清散[51]（川芎、薄荷、荆芥穗、芒硝、石膏、桔梗、冰片），治上焦风热、鼻塞不通、头目不清；张宗良《喉科指掌》之喉科六味汤[52]（荆芥穗、薄荷、炒僵蚕、桔梗、生甘草、防风），主咽喉七十二症。

薄荷可宣毒透疹，常用于风热束表，麻疹初起、隐隐不透，或将出之际，如吴塘的银翘透疹汤[53]（金银花、连翘、薄荷、荆芥穗、牛蒡子、鲜生地、大青叶、紫草、丹皮、苦桔梗、生甘草、芦根、鲜竹叶）。

　　陈士铎指出："薄荷归肝、胆之经，善解半表半里之邪，较柴胡更为轻清，能引药入营卫，又可退热，不但善散风邪，亦专解忧郁，用香附不若用薄荷解郁更神。木得风则条达，薄荷散风，性属风，乃春日之和风。和风，为木之所喜，故得其气，则肝中之热可消，胆中之气遂化。世人之轻薄荷，而不能尽其用，着实令人感慨！"[54]

芦根治疗春温

芦苇，多年生高大草本，茎高 1~3 米，长于江河湖泽、池塘沟渠沿岸浅水之中，小者为芦，大者是苇。郭璞云："芦苇，苇即芦之成者。"其根匍匐居于水底，性凉善升，甘寒多液，鲜者色黄兼白而润，入肺、胃二经。形似圆柱或略扁，质韧而中空，其善清上窍，可宣手太阴肺之邪；透达下窍，可理三焦郁热；滋肺阴，安中土，能下气止呕吐。

陶弘景在《名医别录》中指出：芦根味甘性寒，主消渴客热，止小便利。[55] 陈直在《养老奉亲书》中，以芦根伍青粱米，治老人消渴消中、五脏干枯者，是得甘寒益阴、浇伏火之功而已。[56] 缪希雍在《本草经疏》中称："芦根，味甘寒而无毒。消渴者，中焦有热，则脾胃干燥，津液不生而然，甘能益胃和中，寒能除热降火，热解胃和，则津液流通而渴止。"[57] 温病学家吴鞠通的名方银翘散、桑菊饮皆有此物，为直取清中有透、甘润生津之意。

苇茎为芦苇嫩茎去叶者，茎为阳，嫩为阳，去叶一茎直生为阳；根是阴，匍匐潜藏是阴，其居水底性凉亦是阴。故芦根见长于生津止渴，苇茎擅于清透肺热。仲祖《金匮要略》之苇茎汤，[58] 治肺痈阳剂，当取苇茎轻浮而甘凉、形如肺管清透排脓之意。

芦根质地中空而具通达之性，能生津除烦，且非常安全，临床运用每日 30~50 克，对妊娠呕吐不食兼吐痰水之症，常有一剂知、三剂愈之功；

如治伤寒后呕哕反胃，以芦根、竹茹、粳米各 30 克，鲜姜片 20 克，煮水频服；

治五噎（噎气、忧噎、食噎、劳噎、思噎）心膈气滞、烦闷吐逆、呕哕不止、不能下食，以芦根 150 克，煮水温服，不拘次数；

治干呕哕，若手足厥冷，以芦根三斤煮浓汁，饮之；

治食鱼中毒、面肿烦乱，及食鲈鱼中毒欲死者，芦根汁，多饮良，并治蟹毒；

治内热胃火之口臭，以芦根 30 克，煎汤一碗加冰糖适量，晨起空腹服用；

治牙龈出血，以芦根煎水，代茶饮；

治肺痈吐血，以鲜芦根 1000 克，炖猪心、肺服用；

治肺胃热盛之咽喉肿痛、痰涎壅盛，方以去核鲜青果 20 个、切段鲜芦根 30 克，水煎代茶饮。方中鲜青果能清肺利咽、去火化痰；芦根既能清肺热而祛痰排脓，又可清胃热而生津止呕；二物合用相伍，清解肺胃之热，功专而力大。

治咽喉肿痛，取鲜芦根，捣绞汁，调蜜服；

治热淋涩痛，小便短赤，芦根常配白茅根、车前子为用；

吴鞠通《温病条辨》立方五汁饮[59]，以养阴生津、清肺热而排痰，用于肺热津伤、咳吐黄痰、皮肤干燥、咽干口渴者。方中鲜芦根、去皮梨、去皮荸荠、去节鲜藕、鲜麦冬，切碎绞汁温服，日数次。

民间素有"春饮芦根水，夏喝绿豆汤"之说，取鲜芦根

100克，砂锅煮水代茶饮。春季多高发流行性感冒、上呼吸道感染、麻疹等，中医认为当属温热之病，芦根性润甘寒而不凝，生津不恋邪，轻清味淡，清热透疹，宣利而不耗气阴，正可预防此疾发生。现代药理研究认为，芦根具有解热、镇痛、降血压、降血糖等功效。

川贝和浙贝

贝母始载于《神农本草经》，位列中品，为百合科多年生草本植物，取鳞茎供药用，根下有瓣，四方连累相着，有分解，色黄白，形如聚贝子，故名贝母。

贝母在地得土金之气，在天则禀清肃之令，其味辛平兼苦，微寒而无毒，能入手太阴、手少阴二经。味苦能降，微辛能散心胸郁结之气，为治心中气不快、多愁及郁者之殊药；气味俱清，得苦寒之性，泄热凉金，其力非小。入心肺，可主郁痰、虚滞、热痰及痰中带血、虚劳咳嗽、胸膈逆气、烦渴热甚，此导热下行，则痰气自利。

贝母色白象金而主肺，肺因热而生痰，或为热邪所干，喘嗽烦闷，必以此主之；伤寒烦热者，辛寒兼苦，能解除烦热；淋沥者，小肠之热，心与小肠相表里，清心家之烦热，则小肠热亦远。《素问·阴阳别论》曰："一阴一阳结，谓之喉痹。"[60] 少阴少阳之脉，皆循经所过喉咙，一阴者少阴君火，一阳者少阳相火，解少阴、少阳之邪，除胸中烦热，则喉痹（咽部红肿疼痛，或干燥、异物感，或咽痒不适、吞咽不利等）当疏矣。

《雷公炮炙论》谓："贝母有独颗团，不作两片无皱者，号曰丹龙精，不入用。"[61] 此秉医圣"杏仁去皮尖及两仁者"之意。盖杏子一仁分两瓣为常；两仁者，一核两仁分四瓣，畸形也。取象比类，天人合一，故非常态之物不可图以建功；去皮尖者，折其上冒、生发之气，惟取杏仁下气除喘、苦降坠痰之力。

至明代始将贝母分成两大类，其中以四川松潘产区为道地药材者，称川贝母；出于浙江象山产地者，名浙贝母。自此，川贝母与浙贝母渐以产地冠名而区分。

川贝母

川贝母气微，甘苦微寒，归肺、心经。苦可泄火，甘可补虚，其性微寒可御邪热，具润肺散结、化痰止咳之功。用于肺虚久咳、干咳少痰、阴虚劳嗽、吐痰咯血、肺痈等症，有散心胸郁气之能。

据其性状差别，川贝母又有松贝、青贝及炉贝之异。

松贝出自四川松潘，故名。因其呈类圆锥或近球形，高0.3~0.8厘米，直径0.3~0.9厘米，如豆似珠，又谓珍珠贝、米贝。鳞叶2瓣，大小悬殊，大瓣紧抱小瓣，未抱部分呈新月形，顶端闭口，基部底平，质硬而脆，断面色白，富有粉性，俗以"怀中抱月"称之。

青贝集散于蜀地青川，形似小扁球或类圆形，高0.4~1.4厘米，直径0.4~1.6厘米，两鳞片大小相近，相对抱合，顶端开裂，质坚实，粉性足，以色白者为佳，习称"观音合掌"。

炉贝者，源自打箭炉（康定城古称），长圆锥形，高0.7~2.5厘米，直径0.5~2.5厘米，两枚鳞瓣似马牙，大小接近，在顶端形成略尖开口，内有小鳞叶及心芽，断面较粗糙，质地略逊于上两种之坚实，类白或浅黄色，多具棕色斑点，故有"虎皮斑"之谓。

如治肺热咳嗽多痰、咽干：取川贝母、炙甘草、炒杏仁各等份，捣罗为末，炼蜜丸如弹子大，含化咽津；

治伤寒后暴嗽、喘急，欲成肺痿、劳嗽者：川贝母一两半（煨令微黄）、桔梗一两（去芦头）、炙甘草一两、紫菀一两、麸炒杏仁半两（去皮、尖、双仁），上药捣罗为末，炼蜜丸如梧桐子大，每服不计时候，以粥饮下二十丸，含咽亦佳；

治久嗽咽嗌不利、咽痛咯血：川贝母不计多少，研细末，炼蜜和丸，如弹子大，每服一丸，食后含化，日可三服；

治肺痈、肺痿：川贝母一两，天竺黄、硼砂各一钱，醋炒文蛤五分，为末，以蜜炙枇杷叶，熬膏作丸，芡实大，噙咽之；

治忧郁不伸、胸膈不宽：川贝母（去心），研末，姜汁、面糊为丸，如梧子大，每服数丸；

治喉痹肿胀：川贝母、山豆根、桔梗、生甘草、荆芥、薄荷各一钱，煎汤服。

浙贝母

因原产浙江象山，故又称象贝母，其外形较川贝大，亦称大贝。采挖后大小分开，大者摘去心芽，分作2片，外层鳞片单瓣长约1.7~4厘米，厚7~17毫米，一面凸出，一面凹入，呈元宝状，名元宝贝；小者为完整之鳞茎，呈扁圆球形，称珠贝。表面色白或淡黄，质硬而脆，易折断，断面不齐，富粉性，气微弱，味苦。

浙贝母味苦而性寒，入心、肺经，下气宣肺，开郁散结，清热利痰。治瘰疬痰核，配玄参、牡蛎、三棱、莪术等，如消瘰丸；治瘿瘤，伍山慈姑、海石、昆布，如消瘤神应散；治疮痈，协连翘、蒲公英等；治肺痈，同鱼腥草、芦根、薏苡仁、冬瓜仁、桔梗等。张介宾在《本草正》中称："浙贝治肺痈肺痿、咳喘、吐血、衄血，最降痰气；善开郁结，止疼痛，消胀满，清肝火，明耳目，除时气烦热、黄疸淋闭、便血溺血；解热毒，杀诸虫，疗喉痹、瘰疬、乳痈发背、一切痈疡肿毒、湿热恶疮、痔漏、金疮出血、火疮疼痛。较之川贝母，清降之功不止数倍。"[62]

治痈毒肿痛：浙贝母、连翘各三钱，金银花六钱，蒲公英八钱，水煎服；

治咽喉十八症：大黑枣每颗去核，装入五倍子（去虫，研）一个、象贝（去心，研）一个，用泥裹，煨存性，共研极细末，加薄荷叶末少许、冰片少许，贮瓷瓶内。临用吹患处，任其呕出痰涎。

综上可知，贝母为开郁、下气、化痰之物，但浙贝母苦泻之性偏重，解毒散结之力亦强；川贝母味淡性优，确有甘润之功。故润肺消痰、止咳定喘、虚劳火结之证，必得川贝母为胜；若解痈毒、破癥结、消实痰、敷恶疮，则取浙贝母见长。

桂枝和肉桂

桂　枝

　　桂枝为樟科常绿乔木肉桂树的嫩枝，肉桂是其树干之皮，两者同出一体，味皆辛甘，性属温热，故皆具温营血、助气化、散寒凝之功。

　　桂枝者桂条，非身干，系肉桂树枝梢，为生发之机所在，其善行好动、色赤入心、气味俱轻，走手太阴肺，上行利气以发表，治上焦头目，横行手臂、走窜四肢以温筋通脉。

　　痛风在《素问》曰痹，《灵枢》称贼风，《金匮》谓之历节，其证虽有因风、因湿、因寒、因痰、因瘀及因虚之别，但皆须以桂枝为向导，如：《伤寒论》第12条太阳中风，啬啬恶寒，淅淅恶风，用桂枝汤；第14条太阳病，项背强几几，反汗出恶风，用桂枝加葛根汤；第20条太阳病，发汗，遂漏不止，其人恶风，小便难，四肢微急，难以屈伸，用桂枝加附子汤；第31条太阳病，项背强几几，无汗，恶风，用葛根汤；第35条太阳病，身痛腰痛，骨节疼痛，用麻黄汤；第62条，发汗后身疼痛，脉沉迟，用桂枝加芍药生姜各一两人参三两新加汤；第146条伤寒六七日，发热微恶寒，支节烦疼，用柴胡桂枝汤；第174条伤寒八九日，风湿相搏，身体疼烦，不能自转侧，用桂枝附子汤；第351条，手足厥寒，脉细欲绝，用当归四逆汤；《金匮要略》痉湿暍病脉证治第二，太阳病，身体强几几，脉反沉迟，用瓜蒌桂枝汤；疟病脉证并治第四，温疟身无寒但热，骨节痛烦，用白虎加桂枝汤；中风历节病脉证并治第五，诸肢节疼痛，关节肿大，用桂枝芍药知母汤；血痹虚劳病脉证并治第六，血痹身体不仁，如风痹状，用黄芪桂枝五物汤。

仲祖救表用桂枝，并非桂枝能闭腠理而止汗，因卫有风寒，故病自汗，藉此以调荣卫，发其邪，则卫和表密而汗自止。麻黄、桂枝两汤，一以治无汗，一以疗有汗，泾渭分明，若其人脉浮紧、发热而无汗者，不可与桂枝汤。

据《神农本草经》记载，桂枝有三气之功：降逆下气者一，散结行气者二，补中益气者三。[63] 肺为娇脏，形寒饮冷则伤肺，肺伤则肃降失权而上气咳逆。桂枝辛甘熙温，肺温则气降而咳逆自止；桂枝色赤，长势条理纵横，宛如经脉系络，色赤属心，纵横通脉络，故能散结气、利关节。喉痹者，三焦之气不能畅行于肌腠，则气结于喉，闭而不通，桂枝辛温散结行气，通利三焦，则结者散而闭者通。中者脾土，桂枝辛温能畅达肝气，肝舒则不乘犯于脾，而脾经受益，所以补中；益气者，肺主气，肺温则真气流通而受其益。

黄元御盛赞桂枝道："既宜于逆，又适于陷……凡润肝养血之药，一得桂枝，化阴滞而为阳和，滋培生气，畅达荣华，实非群药之所能及。"[64]

肉 桂

肉桂味辛甘、性大热，属火入心，禀天地之气众，以地气为多。其甜中带辣，气味浓厚，能坚筋骨、通血脉，畅上下之阴结，升阳气以交中焦，一切下焦不足、沉寒痼冷之病，非此不能止。因其为树身近下之皮，有入肾之理，故善下行补命门元阳之火，有引离源之虚火归宿丹田之能。

陈士铎称："都气丸用肉桂，因北五味之酸收，能佐肉桂敛虚火。肉桂在六味丸中仅可引火归元，而不能生火益肾，得北五味之助，则龙雷之火有所伏制，不敢飞腾于霄汉，且北五味又能益精，水足则无有不足。"[65]

东垣治长安王善夫病小便不通、中满腹大、双睛凸出、腿脚胀裂出水，服甘淡渗泄之药乏效，处以滋远水之知母、补近水之黄柏，少少肉桂为引，藉拨动阳气以气化，则小便能出，故制丸如梧桐子大，沸汤服下二百丸，顷刻尿如瀑泉、肿胀消散，[66] 此其何故？《素问·灵兰秘典论》曰："膀胱者，州都之官，津液藏焉，气化则能出矣。"[67] 阳气不化，则小便不出，阳本依附于阴，阴太虚，则阳无以动而化气。若只用知母、黄柏，而减去肉桂，则膀胱之水必不能通。命门无火，则水不能气化，虽欲出滴水而不可得。

气之薄者，桂枝；气之厚者，肉桂。气薄则发泄，走表入阳分，凡在表之阳壅而不和者，皆可治；气厚则发热，走里入阴分，凡在里之阴滞而阳不足者，可中治。虽据近代考证，《伤寒论》中桂枝为唐宋以后所称之肉桂，[68] 但此天地亲上、亲下之理，出乎自然，性分所致，固不可移。

夏枯草与半夏

夏枯草

万物多生于春、长于夏、收于秋、藏于冬，而此草在盛夏之时枯槁，故名夏枯草。夏枯草得金水之气，辛苦微寒，三、四月份开花，正值厥阴风木当令之时，为肝经用药，具生生之气，以能宣通泄化、解阴中郁结之热而见长。其性禀纯阴，得少阳之气勃然兴发而生苗，遂渐挺茎、发叶、吐穗、开花、结实，但一交盛阳，则成熟枯谢，即夏枯草在其他植物正当茂盛之时，却提前收藏归阴，此乃阴进而上、阳退而下之象，其透阳之生意亦至此而尽，岂能不枯。

据《神农本草经》记载：夏枯草主寒热瘰疬、鼠瘘、头疮，破癥，散瘿结气，祛脚肿湿痹而轻身。[69] 因寒热瘰疬、气瘿皆为少阳之生气结滞而成，系肝症，属风木之经，夏枯草辛能散结，苦寒能下泄除热、缓肝胆之火，一以疏理，一以收敛，藉调理少阳、厥阴之气机，故能治此如神；鼠瘘、头疮皆由火气所发，脚肿、湿痹无非湿热而成，热消、结散、湿去，则诸症自除而身轻。

故头痛眩晕、耳鸣、乳痈、痄腮、痈疖肿毒等症，凡属阳盛逆上留结之火证，用夏枯草为治，随即枯灭，此乃天地间"同气相求，物有相感"之常理。

如瘰疬之治，不问已溃未溃，或日久成漏：用夏枯草煎浓膏服，并涂患处，多服益善；

乳痈初起：夏枯草、蒲公英各等份，酒煎服，或作丸亦可；

口眼歪斜：夏枯草一钱、胆南星五分、防风一钱、钩藤一钱，水煎，临卧时服用；

头目眩晕：夏枯草二两、冰糖五钱，开水炖服；

羊痫风、高血压：夏枯草三两、冬蜜一两，开水炖服；

急性扁桃体炎、咽喉疼痛：鲜夏枯草全草二至三两，水煎服；

汗斑白点：夏枯草煎成浓汁，每日洗患处；

预防麻疹：夏枯草五钱至二两，水煎服，一日一剂，连服三日。

夏枯草有补养厥阴肝家血脉之功，可治肝虚目疼、冷泪不止、羞明怕光、昏花等症。治肝虚目睛疼、筋脉痛，至夜为甚者，以夏枯草二两、香附二两、甘草四钱，共为末，每服一钱半，清茶调服，有神效。或问夏枯草今用量之多寡？夏枯草为阴药，阴药宜多用以出奇，而不可少用以待变。

半夏

半夏在阳气最旺之午月，逆天时而强行收藏之令，引阳入阴以提前归根。即在进入高温之季时，半夏植株从老叶向小叶逐渐变黄枯萎而落地，地上部分虽气数已尽，但其根茎却正是膨长之时，一旦气候条件适宜，则又能出苗生长，故名半夏。

半夏在《神农本草经》中主伤寒寒热，取其辛温善散之力，[70] 小柴胡汤用之，三焦水道不行，以半夏、生姜宣散水气，化饮止呕，亦助柴胡向上而外去寒热邪气，向内而下疏理胃肠以去积聚，则胃更见和谐，故云能和胃。王好古称："俗用以半夏为肺药，非也，止吐是足阳明，除痰为足太阴。"[71]

治心下坚、胸胀者，藉半夏可降逆下泄之能，合瓜蒌实、黄连而名小陷胸汤以除之。陶弘景在《名医别录》中指出：半夏能消心腹胸膈痰热满结、咳逆上气、心下急痛坚痞、时气呕逆。[72] 此邪在上焦胸中所致，乃阳已降而不得入，但使阴不拒阳，阳能入阴，阴阳既通则气布，故主之。《灵枢·邪客》有旨：卫气行于阳，不得入于阴，故不寐，饮以半夏汤一剂，阴阳既通，其睡意立至者，[73] 盖因半夏能和胃气而通阴阳故也。

咳逆头眩者，痰在肺而气不得下降，气逆则咳逆、头眩晕。东垣称：太阴头痛，必有痰。半夏辛平能消痰，所以小青龙汤、小青龙加石膏汤、射干麻黄汤、厚朴麻黄汤、泽漆汤、越婢加半夏汤、桂苓五味甘草去桂加干姜细辛半夏汤皆用之，是不同证候下的咳逆之剂。

咽喉乃太阴肺之门户，火结则肿痛，半夏能主之者，辛能散结，平可下气，气下则火降，大得其开结降逆之功，苦酒汤、半夏散及汤得之，为咽喉肿痛之良方。

肠鸣者，大肠受湿，则肠中胀痛而鸣，半夏辛温能燥湿，生姜泻心汤、甘草泻心汤取之，属肠鸣之佳剂。

下气者，半夏入肺经，肺平则气下，葛根加半夏汤、黄芩加半夏生姜汤、竹叶石膏汤、麦门冬汤、大半夏汤，皆下气之效剂。阳明之气本下行，上逆则汗自出，半夏能降气，所以可止汗。

半夏能燥脾胃之湿、化痰、益脾胃之气、消肿散结。半夏得陈皮、茯苓、甘草等，名二陈汤，为治痰之总剂。寒痰佐干姜、白芥子；湿痰合苍术、茯苓；热痰伍以黄芩；风痰配天南星、前胡；痞痰加枳实、白术。惟燥痰宜瓜蒌、贝母，此非半夏所能治。小青龙汤、小柴胡汤，皆曰渴者去半夏，确为其性燥之明证，故凡痰中带血、口渴、咽干、阴虚咳嗽者，均忌用。

生半夏多外用于痈肿痰核，炮制之品一般为清半夏、姜半夏、法半夏。清半夏（白矾水共煮炮制）以化湿痰见长；姜半夏（白矾水加姜共煮炮制），以温中化痰、降逆止呕为胜；法半夏（生石灰水加甘草共煮炮制）则多用于健脾和胃、燥湿化痰。

夏枯草和半夏皆在夏季枯萎，共性为引阳入阴，其异在于：半夏归肺胃，夏枯草属肝胆。当痰湿阻滞于肺胃而不降时，以半夏为宜；若肝胆之气机升散不畅，则夏枯草合适。半夏性燥开破，善治湿痰；夏枯草苦寒散降，常用于郁结痰火。

竹叶、竹茹、竹沥与天竺黄

竹 叶

竹叶为禾本科植物淡竹等之叶，竹生一年，嫩而有力者良，临床以鲜用效佳。其清香透心，微苦而寒，气味俱清，生于竹身中半以上，故治在上焦，主心肺胃等脏腑之居上者。

竹叶轻能解上，辛能散郁，甘能缓脾，寒能疗热，总属清利之品，合以石膏同治，则能解除胃热，而不致烦渴不止。《素问·五常政大论》曰：治温以清。[74] 竹叶可凉手少阴经，清心气，使心经血热分解，味淡利窍，生津液，利小水，以泻南方之火。气清入肺，能清气分之热者，非竹叶莫属。《神农本草经》载："主咳逆上气"者，[75] 乃阳明客热，则胸中生痰，痰热壅滞，则咳逆上气，竹叶辛寒能解阳明之热结，故痰自消、气自下，而咳逆止。

《金匮要略》妇人产后病第二十一，用竹叶汤治产后中风，发热、面正赤、喘而头痛者，[76] 盖因风从外受，病邪在表，故发热头痛，但面赤而喘乃虚阳上越之象，遂用人参、附子以固里之脱，回其阳；大枣、生姜、甘草调其气，令之平；仗飘萧、轻举、洒然之竹叶，率葛根、桂枝、防风、桔梗之辈解外邪，散其阴。如此而为后世扶正祛邪之祖法。

《伤寒论》第 397 条，以竹叶石膏汤，治伤寒解后虚羸少气、气逆欲吐。[77] 伤寒大病愈后，郁热未尽，阴津损耗，气虚羸弱，用石膏、甘草，甘辛化苦令气宁；人参、麦门冬、粳米，滋阴益气安其中；半夏和胃降逆以止呕；竹叶轻清辛寒，气味俱轻，上解阴翳而散阳明之邪热为愈，总取其清肺胃虚热之义。

黄宫绣在《本草求真》中称："竹叶能凉心缓脾、清痰止渴，为治上焦风邪烦热、咳逆喘促、呕哕吐血及一切中风惊痫等症。"[78]

竹 茹

取竹之茎杆，除去青色皮一重，刮出青白相接的中间层为竹茹，此竹气可通上彻下，透表及里。虽与竹叶同本，但其得土气颇多，味甘而淡，气寒而滑。竹之皮入肺，故可开胃土之郁，能清肺金之燥，甘寒又能凉血清热。

《素问·至真要大论》：诸呕吐酸，皆属于热。[79] 阳明有热则作呕呃，竹茹专清胃腑之热，直降肺胃中上逆之气以令下行，大凡因邪热客肺、肺金失养而致烦渴不宁、膈噎呕逆、恶阻呕吐、吐血衄血等症者，皆以肺胃之热论，故当服此为治。

《金匮要略》妇人产后病第二十一，治产后中虚、烦乱呕逆，用竹皮大丸，[80] 竹皮即竹茹。妇人产后育儿哺乳，乳汁所去为多，中焦虚乏，上不能入心化血，下不足以安胃和气，故胆热必犯其胃，其热亦甚，症见呕逆烦乱。用石膏、白薇除胃热、敛浮阳以降胃逆；竹茹凉胆以清其源，但虑中州之虚冷，惟恐以寒药难任，故加桂枝甘温以肥之；重用甘草者，意在安中益气，桂枝得甘草，辛甘化苦令气宁；枣肉补益中气和丸者，取缓调之意。

周岩在《本草思辨录》中称："竹青而中空，与胆为清净之府相似。竹茹甘而微寒，又与胆喜温和相宜，故黄芩为少阳经热之药，竹茹是少阳腑热之药，古方疗胆热多用竹茹，而后人竟不知其为胆药。"[81]

竹　沥

取鲜竹之茎竿，经火烤后所沥出之汁液，为竹沥。竹沥者，即竹中之水液，犹人身之血，极能补阴，况阴之不足，由于火烁所成。竹沥长于清火，则血得其养，补阴亦由火清之故，《神农本草经》治筋急，专取竹沥之润以濡之。

竹沥味甘性寒，滑而流利，走窍逐痰，因风火燥热而有痰者最宜，故为中风要药。盖中风之症多由阴虚火旺煎熬津液，结聚成痰，壅塞气道，不得升降，以致热极生风而猝然僵仆或偏痹不仁。服此遍走经络，搜剔一切痰结，兼之甘寒能益阴除热，则气道通而经脉流转，诸外症自远。凡惊风抽搐、阴虚发热口噤、胎产血晕、痰在经络四肢皮里膜外者，服之立能见效。孙思邈在《备急千金要方》中用竹沥、生葛汁、生姜汁合成竹沥汤，治四肢不收、心神恍惚、中风口噤之症。[82]

杜文燮（xiè）在《药鉴》中称："竹沥气寒，味苦辛平，为痰家之要药，须佐以姜汁，方可横遍经络，故痰在四肢者，非竹沥不能开；痰在皮里膜外者，非加姜汁不能除；痰在胸间者，当用竹沥，风痰亦用。能治热痰，又能养血清热，有痰厥不省人事几死者，得竹沥灌之立醒。"[83]

天竺黄

始生于天竺国，今各地竹子之内亦皆可得。天竺黄为禾本科植物青皮竹等竹节间所贮积之伤流液，经干涸凝结而成之块状物。

天竺黄乃竹之津液气结而成，其气味功用与竹沥大同小异，皆能豁痰利窍，但此入手少阴经，可凉心泻少阴之火，心家热清而惊自平，并无寒滑之患。植物之灵凝结其中，故可入藏以治结。其空达之性，可使风木自平，故主风木太过所致之诸风热炽、痰涌惊痫、邪急癫狂。张介宾在《景岳全书》中称："天竺黄味甘辛、性凉，善开风痰、降热痰，治中风失音、痰滞胸膈、烦闷癫痫，可醒脾疏肝，能清心火、镇心气、明眼目、安惊悸。"[84]

小儿痰热、急惊抽搐、夜啼不眠等症，因其性和缓，最宜用之，常配胆南星、朱砂、青黛等物以清热化痰、熄风定惊，方如钱乙《小儿药证直诀》之利惊丸、抱龙丸等。天竺黄合犀角、丹砂，可养心除热，热清而惊悸顿平；配胆南星、贝母，能利窍豁痰，痰消而癫痫立止。施今墨认为，天竺黄、半夏曲二药相伍，能清热除湿化痰止咳，最宜小儿痰热交炽、消化不良，或风痰将作、目睛呆滞之候。[85]

竹叶、竹茹、竹沥、天竺黄同属一类，竹叶轻于竹茹，虽凉心而可清肺；竹茹轻于竹沥，能清心亦可专理胆胃；竹沥重于竹叶、竹茹，可清心而兼能补阴、透经络，有寒滑之功，筋脉拘挛、痰在皮里膜外及经络四肢，非竹沥不能以化；天竺黄性缓，清心解热而更有定惊安神之妙。

黄连与胡黄连之异同

在遣方用药中，黄连与胡黄连，此二物只因一字之差，时常有人将其混淆，甚则谬误成同一种药，其虽均是苦寒燥湿清热之品，但又确为两种完全不同之药材，故在使用时须当仔细辨别其异同之处。

黄　连

黄连因根株丛延，蔓引连株相属，成簇而色黄，黄取其色，连象其形，故名。其道地产区为四川，生长于海拔1000~2300米间的高山寒湿林荫之下，采收于立冬之后，表面多呈黄褐色，粗糙有不规则结状隆起瘤节，质坚实而硬，木质呈黄色或橙黄相间，常有裂隙。

黄连生于西蜀，禀天地清寒之气以生，味极苦，性大寒，味厚气薄，沉而降，降中微升，阴中微阳，可专治诸火；其蔓引连株，聚集成簇、粗糙有瘤节、立冬后采收者，最得清降收藏之气。《金匮要略·疮痈肠痈浸淫病脉证并治》载："浸淫疮，黄连粉主之。"[86] 仲师认为，疮从疮口流向四肢者，是毒邪从里达表外出之轻证，为可治；若从四肢流来入疮口者，是毒邪从外入里之重证，故不可治。浸，浸渍之意；淫，蔓延之谓。投黄连粉者，是得其收敛固藏、清洁肃降之意。

黄连质坚实而硬，其根黄、花黄、实黄，皆具土色，四月开花，六月结实，七月根紧，适逢太阴湿土、阳明燥金当令之时，最宜为入中土脾胃之药。历代医家多有阐发黄连"厚肠"之功，如：陶弘景的《名医别录》言"调胃、厚肠、益胆"；[87] 张元素的《药性赋》称"黄连治冷热之痢，又厚肠胃而止泻"；[88] 汪昂的《本草备要》曰"黄连益肝胆、厚肠胃"。[89] 黄连何以能厚肠胃？东垣指出：肠胃为湿热所挠，而为痢为痛，若得此苦寒之剂，则湿热去而痛止，故肠胃自厚。[90]

取羊肝一具、黄连一两，捣为丸，凡是目疾皆治，名羊肝丸；

治赤眼，以黄连 5 克，投适量人乳中，浸泡 30 分钟后，以乳汁点眼，每日数次；

治目病：睛胀疼者，用黄连淬水，乘温屡用棉花点眼，至咽中觉苦乃止，则胀疼立可见轻；

宿食不消、心下痞满者，须用黄连、枳实；

妇人阴中肿痛，为湿热在下之病，黄连除湿热，故主之；

左金丸为治胁痛方，而治厥阴腹痛亦具极效，以黄连、吴茱萸用量比例六比一，取其辛开苦降、开结去邪、通则不痛之意；

王士雄在《四科简要方·安神篇》中说："取生川连五钱、肉桂心五分，研细，白蜜为丸，空心淡盐汤下，治心肾不交，怔忡无寐，名交泰丸。"[91] 若人有昼夜不能入睡且心甚烦躁，多为心肾不交，以黄连入心、肉桂入肾，此二物相伍同行，则心肾交于顷刻而眠意立至。

黄连苦寒而味厚善降，归心经，兼入肠、胃、脾经，其功在于清热燥湿、泻火解毒，尤擅治湿热阻滞之中焦胃气不降、脘腹痞满、恶心呕吐。仲祖的诸泻心汤，即半夏泻心汤、生姜泻心汤、甘草泻心汤、大黄黄连泻心汤、附子泻心汤等，皆主痞证，其中黄连被遴选为必不可少之物。黄连清热泻火解毒之力甚强，尤以泻心经实火见长，如伍黄芩、黄柏、栀子所成之黄连解毒汤，用于一切实热火证、烦躁错语不眠、湿热黄疸，或外科痈疡疔毒等症；主治舌红脉数、下利色黄臭秽或状如果冻、肛门灼热感之葛根芩连汤，黄连以清热燥湿、厚肠止利为其功。

黄连之用，见于仲圣之方者：黄连阿胶汤、泻心汤，为治心；

泻心汤、黄连汤、干姜黄连黄芩人参汤，为治胃；

黄连粉，为治脾；

乌梅丸，为治肝；

白头翁汤、葛根黄芩黄连汤，为治肠。

张元素指出黄连其用有五：一泻心热，二去焦火，三为诸疮必用，四以祛风湿，五治赤眼暴发。[92]

胡黄连

胡黄连生长于海拔 3600~4400 米的高山草地石堆之中或浅土向阳处，得天地清肃阴寒之气，味至苦，气大寒，性则无毒，故其恶于湿、绝于热，犹紫芝眉宇、言芳行洁之李东垣，实属鸿俦鹤侣之士。

胡黄连以根茎入药，呈灰黄或灰棕色，形似粗枯树枝，圆似柱而略弯曲，表面粗糙，有较密环状节，体轻质硬而脆，折断时有粉尘飞出，如烟状，其断面灰黑或棕褐色，略平坦，中间有类白色点锥状管束，排列如环，酷似"八哥"之眼。苏恭称："胡黄连出波斯国（今伊朗），生海畔陆地，八月上旬采……苗若夏枯草，根头似鸟嘴，折断之截面似鸽（yù，字义是鸟名，即八哥儿）眼者。"[93] 原产于胡国（胡：古称北边或西域民族，泛指外国或异族）波斯，其药性类似黄连，故名胡黄连。现今《中国药典》所收载之胡黄连，主产于我国的西藏、云南、四川等地。

胡黄连，生性高洁，厌湿恶热，其根茎灰黄或棕，形如枯枝，似柱略弯者，状如人便，根茎走下；味至苦，最能折热降邪；质硬而脆，折断有尘烟者，谓其性极燥，足可祛湿；断面有类白色点锥状管束，似八哥眼睛者，色白得肺气之宣降，点锥状管束如环似目，则取木气疏泄畅达之意。故胡黄连可对脘痞胸闷、大便色黄如酱、黏腻不畅之湿热证候确有专攻。

如大便黏滞不爽、量少或临厕空蹲，常伴有小便骚黄、短涩者，可用胡黄连打细粉，睡前冲服，每日 1~3 克，并忌口厚味、肉食、生冷；

治小儿流涎方：吴茱萸、胡黄连各 6 克研末，加适量醋、面粉调成糊状，敷脚心过夜，翌晨取下，次日再用；

治旋耳疮：胡黄连研细末，麻油调搽；

治口糜：胡黄连 1.5 克，细辛、黄连各 9 克，藿香 3 克，共研细末，每次用 1.5 克，于口内含漱久时，吐之；

治吐血、衄血：生地黄、胡黄连各等份，研细末，以猪胆汁为丸如梧桐子大，每服 20~40 丸，临睡煎茅花汤送下；

治婴儿目赤：茶调胡黄连细末，涂手足心；

治痔疮肿疼、不可忍者：取胡黄连细末，以鹅胆汁调涂。

张山雷在《本草正义》中称："胡黄连性情，悉与川连同功。"胡黄连有类似川连苦降厚胃之能；"惟沉降之性尤速，故清导下焦湿热，其力愈专，其效较川连为捷"，就是说其沉降之性更快，清利湿热犹专，其力胜于川连。"凡热痢、脱肛、痔漏、疮疡、血痢、血淋、溲血浊血及梅毒、疳疮等证，湿火结聚，非此不能直达病所。而小儿疳积腹膨之实证，亦可用之。盖苦降直坠，导热下趋，最为迅疾，且不致久留中州，妨碍脾胃冲和之气耳。"[94] 只因胡黄连志怀霜月、性专直下，故对脾胃冲和之正气了无影响，一切湿热、邪热、阴分伏热所生诸病莫不消除。

综上可知，此二物虽似习性相类之兄弟，但确有大不同，惟因个性使然。黄连确有敛而痛击之志，如能征惯战之猛将一员，大有将毒邪围而歼灭之势；胡黄连则相对于黄连更具锐达之气，憎湿恨热，以速将贼寇驱出城外为善。

和中下气的白扁豆

白露为孟秋时节的结束与仲秋时日之开端，正值夏、秋转折关头，暑气渐消，冷空气日趋活跃，夜间气温骤降，露如霜白，故名。"伏日炎风减，秋晨露气凉；连朝憧仆善，采摘报盈筐"。正如黄树谷咏诗所言，白扁豆在白露后果实繁衍更盛。白扁豆其花白，果实亦白，呈扁椭圆或扁卵圆形，长约0.8~1.2厘米，宽0.6~0.9厘米，厚0.4~0.7厘米，平滑，略有光泽，质坚硬，一侧边缘藏芽之处，有隆起半月样种阜，其形如眉，格外洁白。

白扁豆得秋金寒凉肃降之气甚多，性主向下，结子多则可归肾，甘温腥香，色淡白而微黄，属脾之谷，可调脾暖胃而性向下益肾，能消暑除湿，专治中宫之病，土强湿去，则正气自旺。白扁豆有土、金及水，贯连三脏，故陶弘景在《名医别录》中称其为和中下气之品，[95] 即出而降、降而入、入复升、升复出，五行均等，气机运转不竭之意。

脾喜甘，苦湿而悦燥，好利而恶滞，得香能舒。白扁豆性温、味甘，秉气之芬芳，故能于脾有益，脾土既实，则水道自通。白扁豆尤能和中，所以可安胎，力除霍乱吐逆，解河豚酒毒，善治暑气，佐参、茯、二术，止泻如神，但味轻气薄，单取无功，须同补气之药相伍共用为佳。大凡妇人不受孕者，多半由于任、督二脉所伤，白扁豆属缠绕藤类植物，善入任、督之路，又归脾、胃二经，配人参、白术，使三经彼此调和，而子宫胞胎自易容物。

治心脾肠热、口舌干燥生疮：炒白扁豆、炒蒺藜子各60克，上二味，捣粗末，每服15克，水煎去滓，日三服，不拘时；

治霍乱：白扁豆、香薷各等份，水煮取汁分服；

治疖肿：取鲜白扁豆适量，加冬蜜少许，一同捣烂敷患处。

取四君子汤加白扁豆、山药、莲子、薏苡仁、砂仁、桔梗，成方参苓白术散，主脾胃虚弱、中满痞噎、食少便溏、肠鸣泄泻、肢倦乏力、面色萎黄、舌淡苔白腻水滑、脉虚缓之证，久服能养气育神，醒脾悦色，可顺正以辟邪，兼有渗湿行气、保肺之功，为治疗脾虚湿盛及"培土生金"法之常用方剂。脾悦甘，取人参、白扁豆、甘草，味之甘者；土喜燥，得白术、茯苓、山药、薏苡仁，甘而微燥者；心生脾，用莲肉益心；土恶水，以山药治肾；砂仁辛香，可开胃醒脾；桔梗苦甘入肺，为诸药之舟楫，能通天气于地道，气得升降而益和，则无痞塞之患。

医圣在《金匮要略》中云：病寒热者不可食扁豆，[96]盖指伤寒寒热，外邪方炽，不可服此补益之物，若脾胃虚羸，及伤食劳倦发寒热者，则非禁剂。

除湿益脾、轻身健体的白术

白术为菊科苍术属、多年生草本植物白术之根茎，其上部分枝，具不明显纵槽，叶叶相对，抱茎而生，叶附四傍，正合土无专位，寄旺于四季之月末各十八日，而为四脏斡旋气机于中，当判为脾之所用。

脾苦湿，急食苦以燥之；脾欲缓，急食甘以缓之、补之。白术气温，禀天阳明之燥气，入足阳明胃经；味甘无毒，得地中正之土味，归足太阴脾经；微苦能燥湿实脾、缓脾生津，为补益脾脏之要药。

张元素在《医学启源》中指出：白术能祛脾胃中湿，除湿益燥，利腰脐间血，去胃中热，进饮食，生津止渴，安胎。[97]

脾恶湿，湿胜则气不得施化，津液又何以能生？白术能除其湿，湿去脾健，则气得周流，津液亦随气化而生，渴则自止。其他如茯苓系渗湿之药，谓之能生津止渴者，亦属此意。胃中虚热作祟，白术之甘温，可以解之；脾受湿则失其健运，白术性温益阳，寒湿散则胃自暖，脾运常而谷消能食；脾虚则蒂无所附而易落，胎动、痞满、吐泻皆属脾弱，白术助脾，诸疾去而胎安。

血不利则为水，水湿与瘀血，形异而源同，都是阴邪，皆由阳气不畅所致，故治湿治血，初无二理。凡有水湿，必侵腰脐，治水湿者，一利腰脐之气，随即气通于膀胱，凡感水湿之邪，俱不能留，尽从小便化出。祛水须利腰脐，而利腰脐必用白术。

湿气盛者为着痹，湿盛必重，仲祖《金匮要略》治痹用白术，如防己黄芪汤之身重、甘姜苓术汤之腹重如带五千钱、《近效方》术附汤之头重等。《伤寒论》第305条，治身体痛、手足寒、骨节痛之附子汤，不言重而用白术，是因阳虚而湿邪留聚，故用附子两枚以温阳通经，为附子类方剂中用量较重者。

易水张先生的枳术丸：取白术二两、枳实一两，共捣为细末，用荷叶包裹蒸（煮）为丸，如梧桐子大，以温开水不拘时送服，每次五十丸。养正则积自除，脾虚气滞则饮食易伤，而腹胀痞满。方中枳实味苦峻，破胃中痞闷，有推墙倒壁克化之功；白术甘温，补脾胃之气，其量过于枳实一倍，补其虚，化其伤，以复中土健运之司；荷叶中空色青，状如仰盂，在卦为震，主少阳肝胆之气，使滞化气行而病结自开，为健中消滞专方。张景岳称：此实寓攻于守之剂，惟脾气不清而滞胜者，正当为用，若脾气已虚，则非其所宜。[98]

白术入心脾胃及三焦四经，虽能驱胃脘食积痰涎、消脐腹水肿胀满、止呕逆霍乱、补劳倦内伤，亦须辨证取用。严西亭在《得配本草》中道："脾本阴脏，固然恶湿，而亦恶燥。太润未免泥泞，太燥反成顽土。如果不审其燥湿，动则以白术为补脾开胃之品而妄用，脾阴虚乏，津液益耗，能令中气愈滞、胃口愈闭，则肺金绝其生源，肾水增其燥，阴受其害，实不可不知。"[99] 大凡形瘦多火、郁结气滞、胀闷积聚、吼喘壅塞、痈疽多脓、气实作胀者，皆宜忌用。若肥盛多湿、脾气虚乏，或因虚不能制湿者，用之得当。

《本经》术条下并无苍、白之名，陶弘景有赤、白二种，后世有苍、白之分。其补脾燥湿，功用皆同，但白术以补性为胜，善扶植脾胃，而除湿力小；苍术以治性见长，别有雄壮之气，除湿、宽中发汗功大。

柴胡的转枢机作用

《素问·阴阳离合篇》曰："太阳为开，阳明为阖，少阳为枢。"[100] 少阳主半表半里，是衔接元气、爕（xiè）理阴阳、沟通表里的重要枢纽，为人体阳气生发之始。半表半里即非表非里，是介于表里之间的夹层，着重于空间的位置；少阳出乎于阴，还未离于阴，为阳气初始阶段，偏重于时间的状态。

柴胡茎中虚松，有白瓤通气，象人身三焦之网，故能直通三焦。其气平，味微苦，乃阴中之阳，为足少阳、足厥阴行经之药。柴胡根生白蒻于仲冬子月（冬季的第二个月），发苗于仲春卯月（春季的第二个月），极盛于仲夏午月（夏季的第二个月），成果于仲秋酉月（秋季的第二个月），皆合少阳生发、枢转、开合之义。据《神农本草经》记载："柴胡主治心腹，去肠胃中结气，饮食积聚，寒热邪气，推陈致新。"[101] 心腹肠胃者，五脏六腑也。胆具少阳春生之气，胆气春生，则余脏安；胆属甲木为阳，肝属乙木为阴，阳主阴从；胆以中虚，属于腑，类乎脏，故足少阳为半表半里之经，胆乃中正之官，所以能通达阴阳；综上可知，凡十一脏皆取决于胆。柴胡轻清，升达少阳生发之气，胆气条达，十一脏从之宣化，则心腹肠胃中凡有结气，都可消散，饮食积聚当自下；寒热邪气者，从阴出阳也，故谓推陈莶而致新谷。

仲祖在《伤寒论》第 230 条中，对以柴胡为君药的小柴胡汤如何枢转阳明作了非常经典的表述："阳明病，胁下鞕满，不大便而呕，舌上白苔者，可与小柴胡汤。上焦得通，津液得下，胃气因和，身濈然而汗出解也。"[102] 须知上焦不通则气阻，气阻则饮停，饮停则郁热生火，火性炎上则呕吐。半夏、生姜之辈虽能止吐化饮，然不能彻热；黄芩能彻热，但不可通上焦。故能枢疏上焦者，非柴胡莫属。所以，往来寒热虽为小柴胡汤主证，但往来寒热之本却在于上焦不通。

历代医家对柴胡枢阳明、降胃气、达三焦之功多有论述。如张介宾在《景岳全书》中指出："柴胡性滑，善通大便，凡溏泄脾薄者，当慎用之，热结不能者，佐当归、黄芩，正所宜也。"[103] 李中梓在《雷公炮制药性解》中称："柴胡主伤寒心中烦热痰实，肠胃中结气积聚，寒热邪气，两胁下痛，疏通肝木……凡胸腹肠胃之病，因热所致者，得柴胡引清去浊而病谢矣。"[104] 徐大椿在《神农本草经百种录》中亦提到："柴胡味苦平，主心腹，去肠胃中结气，轻扬之体，能疏肠胃之滞气，饮气积聚，寒热邪气，驱经络之外邪，推陈致新。"[105]

然仲圣用小柴胡汤专治少阳，柴胡为君药的道理又是为何？按照伤寒的传经次序，首入太阳经，其次阳明经，再为少阳经。若以所居的位置来说，虽少阳经在太阳经、阳明经之间，但传经乃居阳明经之后，过阳明经才入少阳经，故治少阳以阳明为近，如小柴胡汤之半夏、甘草、生姜、大枣、人参诸物，皆堪为阳明之药。柴胡气味俱轻，为少阳经分药，能引胃气上升，以发散表热（提出郁热），至此，则柴胡为胃肠枢机之药可明。小柴胡汤乃疏导之剂，其升清降浊，通调经府，和表里，转枢机，故为少阳证之主方。

如是可见，天下唯木能疏顽土中之滞气，柴胡气味轻清，既能向上而外去寒热邪气，亦可向内而下枢理胃肠以去积聚，此为取用柴胡最为关键，实不可不知。

非牛膝不过膝

陶弘景在《本草经集注》中称：（牛膝）其茎有节，似牛膝，故以为名。[106] 牛膝为多年生草本，植株高 0.7~1.2 米，杆茎直立，有棱角或呈四方形，具条纹，茎节膨大如同鹤膝，又似牛膝状，属深根系植物，其主根最长可达约 1 米。取象比类，观其形可知其性。大凡植物之根多是横生，而牛膝径直独下，峻可穿地凿土，其体柔韧似筋而一线直下，能舒筋通脉、下血降气，可引诸药下达至病所，素有"非牛膝不过膝"之说。

黄芪与牛膝的根均可长达三尺，《名医别录》称此二物皆可利阴气，但牛膝味苦、酸平而一茎直下，黄芪味甘、微温而一茎直上。牛膝利阴气，是引气下行以利阴；黄芪利阴气，则是从阴中曳阳直上而阴以利。所以说牛膝有降无升，黄芪有升而无降。朱丹溪认为牛膝能引诸药下行，宜入足少阴肾经以理诸疾；陈嘉谟在《本草蒙筌》中提到牛膝最善引诸药下走如奔，但凡腰、腿、踝之间有邪，当兼用而必不可缺；[107] 张锡纯在《医学衷中参西录》中谓牛膝能除头脑中痛、口疮、齿痛，此类病症皆因气血随火热上升所致，故重用牛膝引其气血、浮越之火下走而自愈。[108]

牛膝在《神农本草经》中位列上品："味苦，主寒湿痿痹、四肢拘挛、膝痛不可屈伸、逐血气、伤热火烂、堕胎。

久服轻身耐老，一名百倍，生川谷。"[109] 关于百倍之异名，明代医家李东璧认为：《本经》称百倍是隐语，以喻牛膝滋补之大功如同牛之多力。《周易·说卦》曰：乾为马，坤为牛。[110] 坤为牛，是任重而顺之物，牛的力量主要在膝，所以取名牛膝，只因膝之作用在于承上以接下，如同坤之承乾，既顺而健。《素问·生气通天论》指出："湿热不攘，大筋软短，小筋弛长，软短为拘，弛长为痿。"[111] 牛膝气平，味苦而酸，其秉天秋降之金气，入手太阴肺经，苦平能清肺，肺气清而水道通调，寒湿下逐而营卫行，则痿痹当自远；味苦者，得火味，走手厥阴心包经，苦能泄实火，血因气凝之病可逐，热汤与火伤之烂可痊；味酸者，得木味而入足厥阴肝经，肝藏血而濡筋，拘挛可愈，则膝盖屈伸自如。堕胎者，苦味本能伐生生之气，又合以酸味，酸滑伤厥阴之筋，遂大伸其涌泄之权；久服轻身耐老者，谓疏通为大补，其流通血脉之功可知。

据汉末《名医别录》记载：牛膝生河内川谷及临朐。[112] 临朐（qú）今属山东境内，河内即今河南省黄河以北，武陟（zhì）、博爱、温县、沁阳一带，古属怀庆府治，故有怀牛膝之称。孙思邈的《千金翼方》亦有"生河内川谷及临朐"之语。[113] 宋代苏颂在《本草图经》中进一步指出：今江、淮、闽、粤、关中亦有（牛膝），然不及怀州者为真。[114]

牛膝得杜仲，可补肝；配苁蓉，能益肾；合川断，强腰膝；伍车前子，理阳气。如下行，宜生用；欲滋补，当焙用或以黄精汁浸、酒拌蒸数十次用；若欲破血、敷金疮，则生用；如引火下趋，当取童便炒。

治小便不利、玉茎中痛甚，兼治妇人血结、腹坚痛方：

取牛膝全草一大把，酒煮饮用；治口中及舌上长疮、生溃疡：牛膝酒渍含漱，无酒者空含亦效佳。

治产儿胞衣不出，令胞烂方：牛膝、瞿麦各一两，当归、通草各一两半，滑石二两，冬葵子半升，清水煎服，胞即烂下；祛风湿、止痹痛、益肝肾之独活寄生汤，取牛膝，藉其下行活血、通利肢节筋脉。

治风湿痹、腰痛少力：牛膝一两、桂心三分、山茱萸一两，上药捣细罗为散，每于食前，以温酒调下二钱。

以牛膝酒补虚损、壮筋骨、治痿痹：牛膝煎汁和曲米酿酒，或切碎，袋装浸酒煮饮。牛膝得酒能补肝肾者，径取疏通为大补之意。

牛膝可导热下泄、引血下行，用于头痛眩晕、牙龈肿痛、吐血、衄血等症，可配代赭石、龙骨、牡蛎、黄柏、侧柏叶、小蓟等物；治妇人血瘀经闭、腹痛诸候，则伍当归、赤芍、桃仁、红花、水蛭、元胡、五灵脂、蒲黄之品，以就祛瘀行血、通络止痛之功；如腰膝、下肢风湿痹痛，当选黄柏、防己、独活、桂枝、苍术、秦艽、防风以同行为是。

张山雷在《本草正义》中直指："所谓牛膝的补中续绝、填骨髓、益精、利阴气之说，皆是壅滞既疏而正气自旺，千万不可误认为牛膝为填补之物。头脑痛者，多是阳邪上升，牛膝以下行为顺，则气火潜藏而痛自消；腰背痛，亦是经隧壅滞，牛膝能宣通脉络，则关节自利，通则不痛。又可治月经不通、血结等症，须知破瘀导滞才是真谛，一定要从疏通这一层着想，则牛膝的功用才会真正明了。"[115]

川牛膝之名，始见于唐代蔺道人《仙授理伤续断秘方》中活血丹、大活血丹等方。[116] 南宋杨士瀛在《仁斋直指方》中认为小便淋痛、尿血或沙石胀痛,当用川牛膝。[117]
至明清以后,方见本草文献对牛膝加以怀、川之分。陈士铎
的《本草新编》中称川牛膝善走十二条经络,引药下行,祛
腰膝酸疼,最能畅通尿管以治涩痛。[118] 张山雷喜用川牛膝
疏通脉络、流利骨节,用治肩背、手臂之患。[119] 川牛膝质
空疏,故其力能旁行上达,怀牛膝则坚实直下,功用自当有
别。全国统编《中药学讲义》提到:破血消癥宜用川牛膝,
补益肝肾宜用怀牛膝。2010 年版《中国药典》亦认为:怀
牛膝偏于补肾强筋骨,川牛膝偏于活血化瘀。

如此可知,怀牛膝、川牛膝的共同之处在于补益肝肾、
强健筋骨、活血通经、利尿通淋、引火(血)下行,常用于
腰膝酸痛、衄血、牙龈肿痛、口舌生疮及头痛眩晕、小便不
利、淋浊涩痛等症。其不同之处在于:怀牛膝多制用,以补
肝肾、强筋骨见长;川牛膝常生用,以通利关节、逐瘀通经
为胜,盖风湿痹痛,无论寒热俱可选用。但凡脏寒便滑、泻
痢、小便自利者,以及气陷腿肿、下元不固、梦遗失精、孕
妇、月经过多、血崩不止者,勿论怀、川牛膝,皆当忌用。

阿胶的前世今生

陶弘景在《名医别录》中称："生东平郡（今山东东平县），煮牛皮作之，出东阿，故名阿胶。"[120]

据考，驴始经丝绸之路，自中亚踏入中国，经汉代张骞通西域时引进中原。据北魏贾思勰（xié）的《齐民要术·煮胶第九十》记载："娑牛皮、水牛皮、猪皮为上，驴、马、驼、骡皮为次，其胶势力虽复相似，但驴、马皮薄毛多胶少，倍费樵薪。"[121] 可见当时煮胶以牛皮、猪皮为最佳，驴、马等皮功用虽类似，但却皮薄、毛多而出胶少，且费时、费力又费柴薪。

自唐宋起，阿胶原料由牛皮为主逐渐转变为驴皮，其原因与五代至宋实施的"牛皮之禁"关系颇大。在古代，牛作为最重要的农耕畜力，受到格外保护，特别是牛皮在军事上用制将士的甲胄、盾牌、弓弩等，属政府战略管控物资。时至唐末五代时期，军阀割据，战乱频繁，牛革须尽输于官，可供煎煮阿胶的大牲畜皮张，唯以驴皮最多。明代的阿胶原料尚未完全用驴皮，李濒湖指出："凡造诸胶，自十月至二、三月间，用娑牛、水牛、驴皮者为上，猪、马、骡、驼皮者次之，其旧皮、鞋、履等物者为下……大抵古方所用多是牛皮，后世乃贵驴皮……当以黄透如琥珀色，或光黑如漆者为真。"至清代以后，阿胶统一以驴皮为原料熬制而成，牛皮制作者则固称黄明胶，功用相近。清代医家周岩在《本草思辨录》中道："阿胶以济水黑驴皮煎炼而成。"[122] 曹炳章的《增订伪药条辨》亦称："阿胶出山东东阿县，以纯驴皮、阿井水煎之，故名阿胶。"[123]

东阿，古称柯或阿，汉置东阿县，属东平郡。阿井位于东阿镇，乃济水之眼，济水趋下域内有狼溪河，为懔水之源，是洪范等九泉之水所汇归。其色绿而醇，清冽甘美，合此水制胶最善。清代医家陈修园曾至东阿县，详尽究析后认为东阿之水为："济水之伏流，伏见不常，泉虽流而不上泛，犹如伏脉中之静而沉者，过此则其水皆上泛为川，且与他水乱而不纯，故阿水较其旁重之一二不等。"东阿之水在陈修园中医取象视角来看，其状好似人之血脉，宜伏藏而不宜显见，宜沉潜而不可浮露于外，用其制胶正好与血脉相应。他又写道："所以妙者，驴属马类，属火而动风，肝为风脏而藏血，取水火相济之意也。"[124] 驴属动风之物，其皮入药引入藏血之足厥阴肝经，取阿水沉静之性，静以制动，风火熄则阴血自生。又驴皮色乌属水，得制热生风之意，如乌蛇、乌鸦、乌鸡之类皆当如是观。

古人认为驴子性格倔强，远胜于牛，其皮所熬出来的胶质自具有倔强的固摄能力，用它来摄血当效果非凡，后来衍生其功效，才渐有所谓补血一说。金元四大家之一的张从正指出："《内经》一书，惟以气血通流为贵；世俗庸工，惟以闭塞为贵。"[125] 其实，阿胶实质上并无帮助气血流通的作用，反而易使气血瘀滞，因此不可单纯用来补血。大凡血衄、心悸、痫症等，多属固摄乏力、约束失权者，驴皮所制阿胶，以驴倔强之固摄能力最强，性平味甘，入手太阴肺、足少阴肾、足太阴脾、足厥阴肝经，色黑质润，极具滋阴、固血、益气之功，能敛虚汗、利小便、定喘嗽、固胎漏、止诸血、治带浊，一切血虚致疾，服无不效。

阿胶在《神农本草经》中位列上品："味甘，平。主治心腹内崩，劳极洒洒如疟状，腰腹痛，四肢酸疼，女子下血，安胎。"[126] 心腹内崩者，是心包之血不能散行经脉、下入于腹而崩堕，阿胶益心所主之血善固，故能治之。劳顿到极点则气虚，皮毛洒洒如疟状之先觉寒，阿胶益肺主之气能摄，故可治之。脾虚则阴血内枯，腰腹空痛，四肢酸疼，阿胶益血补脾阴，故能治之。且脾得血以统，所以有治女子下血之效，胎以血为养，如此安胎之功明矣。

仲祖用到阿胶的方剂如芎归胶艾汤、黄土汤、黄连阿胶汤、炙甘草汤、大黄甘遂汤、猪苓汤等，取其功多在固摄、敛藏，或藉收摄之性以制峻烈，防他药渗利太过之意，其证为呕血、下血、心悸、虚羸少气、烦躁不寐、自汗、盗汗、梦遗等。如猪苓汤用治发热而渴，又治下利而渴，其证并不宜阿胶而偏佐以阿胶。须知此皆是因热而渴而利，水蓄于中而热与水结，津既已大伤，若更以猪苓之辈淡渗燥劫之物，津液岂能不更干涸而竭？故佐阿胶以润收而救猪苓辈渗利之偏，实并非治其渴与利。推之黄土汤燥湿、鳖甲煎丸破结、温经汤行瘀、大黄甘遂汤下血逐水，亦绝非滋柔浊腻之阿胶所能为。盖阿胶益血润液能下行，并非掣肘于燥湿、破结、行瘀、下血、逐水之事，惟能辅其不逮，一阴一阳谓之道，故需阿胶以补之。

久嗽久痢，虚劳失血者宜用阿胶，但邪胜初发者，若用之强闭其邪而生它症。利便闭，调以猪苓汤；禁胎漏，加服四物汤；定喘促，伍款冬、紫菀；止泻痢，和蜜蜡、黄连。
倘肺家要用，为何须桑白皮以佐制方可取效？盖阿胶敛肺，
桑白皮泻肺，以此监彼，但取桑白皮之能，而减阿胶之敛。
若痢家要用，即多枳壳、槟榔，无有不可，此又变通之
妙用。

昝殷所著妇产科专书《经效产宝》用续断、艾叶、当
归、阿胶、竹茹、干地黄、紫苏治疗妊娠三四个月腹痛，时
时下血。李时珍集先贤之大成，在《本草纲目》中称阿胶：
"疗吐血衄血，血淋尿血，肠风下痢。女人血痛血枯，经水
不调，无子，崩中带下，胎前产后诸疾。男女一切风病，骨
节疼痛，水气浮肿，虚劳咳嗽喘急，肺痿唾脓血，及痈疽肿
毒。和血滋阴，除风润燥，化痰清肺，利小便，调大肠，实
属圣药。"[127]

阿胶气味虽平和，然其滋腻，胃弱作呕者勿服，脾虚难
消化者亦当忌之。又因其胶黏，故不可入煎剂，宜烊化服用
或入丸散剂。

枸杞与地骨皮

枸 杞

孙思邈在《千金翼方》中指出："枸杞以甘州（今甘肃张掖一带）者为真，叶厚大者是，大体出河西（泛指今甘肃、宁夏、陕西及内蒙古西部）诸郡。"[128] 枸杞分布于行肃杀、收降之令的甘肃、宁夏等西部地区，此方位的植物应不太茂盛、生长缓慢才是，然而枸杞却生机旺盛，一年长叶三次，果实也是一茬紧接一茬陆续红熟，植株可高达 2~3米，枝条多有短刺，浆果色红或橘红。枸杞在春季气温 6℃以上时即始萌芽，在-25℃越冬时并无冻害，在干旱荒丘之地仍能生长繁育。道地枸杞子入水煎汤时，多不下沉而浮于水面，故可知枸杞子生生之气极强，其质润味厚，阴中有阳，使气可充、血可补、阳可生、阴可长、火可降、风湿可去，能峻补肝肾、冲督之精。

枸杞在《神农本草经》中位列上品："味苦寒，主五内邪气，热中，消渴，周痹。久服坚筋骨，轻身耐老。"[129] 枸杞春生软嫩之叶可食，七月开小紫花，累结子实，至严冬霜雪之中，红润可爱，状似小樱桃。禀天冬寒水之气，得地南方之火味，入足少阴肾经、手少阴心经，气味俱阴皆降。五内为藏阴之地，阴虚则热生，热气伤阴，即为邪气，邪气伏于中，是为热中。热中则火烁津液，内不能滋润脏腑而为消渴，外不能灌溉经络势成周痹，种种相因，唯枸杞之味苦以清热、气寒可益水，水益火清则消渴止，苦寒益血所以能治痹。苦益心，寒益肾，心肾交补，可使水火宁、筋骨坚，则身健而轻，血足色自华，故不显老态。

古语称："离家千里，勿食枸杞！"意指能迅速补益精气，精旺则思偶，理当固然。但粗工因见色红，即妄言枸杞子能补阳，遂疑其性或偏于温热，岂不知如何有甘润气寒者能补阳之理？倘若只以为色红便可补阳，那红花、紫草等物其色亦红，为何不称其补阳而曰活血？如使虚寒者服用，不但不能补阳，还将有更滑脱、泄泻之患！

用治目赤生翳：枸杞子捣汁，每日点眼 3~5 次；

肝肾不足，眩晕耳鸣、视物昏花、迎风流泪、眼痛干涩者：枸杞子伍菊花合六味丸，每早、晚各服 9 克；

风湿痹证：用酒拌炒枸杞子 500 克，真汉防己 120 克，羌活、独活各 30 克，川牛膝、木瓜各 15 克，均微炒研末，炼蜜丸梧桐子大，每早、晚各服 9 克；

虚劳烦渴不止：酒拌微炒枸杞子 240 克、微炒地骨皮 300 克，共研为末；去芯麦门冬、熟地黄各 120 克，酒煮捣膏，和前药共为丸，梧桐子大，每早晚各服 12 克；

急性结膜炎：枸杞嫩叶 60 克、金银花 9 克、鸡蛋 2 枚，加佐料煮汤，每日服 1 次；

夜盲、视物不明：枸杞嫩叶 60 克、猪肝 60 克、白菊花 12 克，水煎服，每日 1 剂，早、晚各 1 次；

口疮：枸杞嫩叶 60 克，或干叶 20 克，开水浸泡，代茶饮用，连服 1 周；

糖尿病烦渴：枸杞嫩叶 30 克、玉米须 30 克、天花粉 15 克、甘草 6 克，水煎服，每日 1 剂，早、晚各 1 次；

痔疮肿痛：鲜枸杞茎叶 1 把，煎汤熏洗。

地骨皮

地骨皮为枸杞根之皮，其根下行直达黄泉，禀地之阴气最厚而性凉，是以木气最畅，故能深入骨髓、外达肌表，入足少阴肾经、手少阳三焦经，长于去皮肤之风邪、除骨节间劳热。骨蒸之热，深在骨髓之中，虚热深则药之凉性亦须深。地骨皮性非大寒，其味亦轻清，如用之少，则不能入骨髓之中而凉其骨，故清退阴虚火动、骨蒸劳热，合补阴之药，势必多用地骨皮 20~40 克，方能凉髓中之蒸、去肾中之热。

钱仲阳善用泻白散，[130] 方用桑白皮、地骨皮、甘草、粳米，治肺火皮肤蒸热、喘咳气急、面肿热郁肺逆诸症。历来昧家只言其功而浑不知其弊，须知：风寒、风温正盛之时，若取用桑白皮、地骨皮，将会有如油入面、引邪深入之虞。吴鞠通在《温病条辨》中称："或曰桑皮、地骨，良药也，子何畏之若是？余曰人参、甘草，非良药耶？实证用人参，中满用甘草，外感用桑皮、地骨，同一弊也。"[131]

桑寄生和桑螵蛸

桑寄生

草木生于土，即以土为母；寄生于桑，则以桑为母。

桑者，木中之金，桑寄生附生于桑树枝节之间，汲取金木之精，得桑之全力，其功倍于桑枝，故能助筋骨、利关节、祛风逐湿、通调血脉。桑寄生专入肝、肾，味苦甘、气平和，不寒不热，为滋肾益血之要药，且根不着土，纯感风露之气以成，故能滋养血脉于空虚之地，而取效更神。

桑寄生在《神农本草经》中位列上品，主腰痛、小儿背强、痈肿、安胎、充肌肤、坚发齿、长须眉。[132] 主腰痛者，腰乃肾之府，男子以藏精，女子以系胞，寄生得桑之精气，故治腰痛；小儿背强者，为血脉不通行，桑寄生附生于桑木之上，独成一枝或多枝，形虽异而同体相连，似筋脉之循行连络，以类相应，故痛可止、强可柔，筋骨上下屈伸不利者，可疗之；精气内足而发齿坚，精气外达则肌肤充，须眉亦长；寄生乃桑之精气所结，旁生于树枝节间，有子承母气之象，为身之余，故专主形骸寄生之胞胎、痈肿等，能安之、消之，其功独著，盖属同类相感之理。

张介宾在《景岳全书》中称："桑寄生味苦、性凉，主女子血热崩中胎漏、产后血热诸疾，可固血安胎，祛风热湿痹、腰膝疼痛，长须眉，坚发齿，凉小儿热毒，治痈疽疮癫。"[133]

治风寒湿邪外侵而腰膝冷痛、酸重无力、屈伸不利，或麻木偏枯、冷痹日久不愈者：独活9克，寄生、杜仲、牛膝、细辛、秦艽、茯苓、桂心、防风、川芎、人参、甘草、当归、芍药、干地黄各6克，上药为散，水煮，分两次服用；

治妊娠胎动不安、心腹刺痛：桑寄生、艾叶（微炒）、阿胶（捣碎，炒令黄燥）各6克，为散，水煮，于三餐前温服；

治下血止后但觉丹田元气虚乏、腰膝沉重少力者：桑寄生为散，每服3克，不拘时；

治产后乳汁不下：桑寄生90克，打细粉，每服9克，水煮，去滓温服，不拘时；

治滑胎：菟丝子（炒熟）120克、桑寄生60克、川断60克、真阿胶60克，上药将前三味打细粉，烊化阿胶和为丸，绿豆大小，每服20丸，开水送下，日二服。

陶弘景在《名医别录》中指出：桑寄生能去痹，主女子崩中、内伤不足、产后余疾者，[134] 是得其祛风除湿、益血补阴之功。

桑螵蛸

桑螵蛸，系桑树上螳螂作窠育子之房，气平属金，味咸属水，专入肝、肾、膀胱经。其深秋哺子作房，禀金秋收敛之气，兼得桑木津液。房长约一寸，大如拇指，其内重重有隔，每房有百子如蛆卵。于二、三月间，在桑树上寻之，连缀于桑枝东侧者最佳，见有花斑纹黏于树条上者，采之。

桑螵蛸在《神农本草经》中位列上品，主伤中、疝瘕、阴痿、益精生子，治女子血闭、腰痛，通五淋，利小便水道。[135] 主伤中者，以其生于桑，得桑续伤和血之性；螳螂其性怒升，当车辙而不避让，其子最是繁盛，极具生长迅发之机，则其肾之强可知，其气相从，故主阴痿、腰痛、益精生子；螳螂举首轩昂，奋臂挥刀，善攀援而迅捷，于诸虫中，其性尤刚，以具金性，禀刚锐善通之气，故治疝瘕、女子血闭，通五淋，利水道。

治遗精白浊、盗汗虚劳：炙桑螵蛸、煅龙骨各等份，为细末，每次 6 克，空腹用盐汤送下；

治妊娠小便数不禁：炙桑螵蛸十二枚，捣为散，分两次，用米汤送服；

治疝瘕作痛：桑螵蛸、炒小茴香各等份，为细末，每次 6 克，以花椒汤调服。

桑螵蛸，为肝、肾、命门用药，功专收涩，故男女虚损、肾衰阳痿、梦中失精、遗溺白浊等症多用。寇宗奭（shì）在《本草衍义》中载：邻家有一男子，小便日数十次，色白，稠如米泔，心神恍惚，瘦弱憔悴，盖因房劳而得。令其服桑螵蛸散，未终一剂而痊愈。方以桑螵蛸、远志、菖蒲、龙骨、人参、茯神、当归、醋炙龟甲，各一两，打粉为末，夜卧时以人参汤调服二钱，可安神魂，定心志，治健忘、小便数，补心气。[136]

桑叶、桑椹、桑枝与桑白皮

桑　叶

　　桑叶宜在霜后采收，三分、二分已落，一分尚在树上者为佳，以叶片完整、大而厚、色黄绿、质脆、无杂质者优，经霜则兼得天地清肃之气最全，故称霜桑叶或冬桑叶。其所用桑叶，须原生为妙，采后再生者，则功力减半。

　　桑叶虽南北各地都有种植或野生，但以川西产者为上，因得西方金气最厚，金主清凉，补肺平肝，可祛气分之热邪，清凉滋阴之力犹显。《神农本草经》谓桑叶能除寒热、治出汗者，[137] 因其味甘而气寒，清西方之燥，泻东方之实，甘所以益血，寒所以凉血，甘寒相合，故可下气、益阴滋燥，所以能主阴虚寒热，及因内热出汗者，风温暑热服之，则肺能清肃气化，即可汗解。

　　治太阴风温，但咳、身不甚热、微渴者：炒杏仁9克、连翘7克、薄荷3克、桑叶9克、菊花4克、桔梗3克、生甘草4克、苇根9克，水二杯，煮取一杯，日二服；

　　治烧伤：经霜桑叶，焙干，烧存性，为细末，香油调敷；

　　治痈口不收，以经霜桑叶为末，外敷；

　　治咽喉红肿、牙痛：桑叶9~18克，煎服；

治头目眩晕：桑叶9克、菊花9克、枸杞子9克、决明子6克，水煎代茶饮；

经霜桑叶研末，用米汤送服，可止盗汗；

用桑叶、黑芝麻等份为蜜丸，久服须发不白，可益寿延年。

陈嘉谟（mó）在《本草蒙筌》中称："采经霜桑叶煮汤，洗眼，能治风眼下泪而明目；盐捣可敷蛇虫蜈蚣咬毒，蒸捣治跌损瘀血凝滞；水煎代茶饮，则消水肿脚浮胀，下气令关节利；研碎作散，用汤调，止霍乱吐泻，出汗除风痹之疼。"[138] 桑叶配牛蒡子、前胡，散风清肺；伍石膏、麦冬，可清燥润肺；合菊花、决明子，能清肝明目；得生地、麦冬，治劳热；加生地、阿胶，疗漱血。

桑 椹

桑椹，又名桑椹子、桑果等，为桑树的成熟果实，其色初红后紫而黑，味厚于气，乃桑树之精华所结，呈长圆形，以个儿大、肉厚、紫黑、多汁、糖分足者为佳。

张志聪在《本草崇原》中道："桑椹能止消渴、利五脏，治关节痛，安魂镇神，令人聪明不老。"[139] 桑椹，甘凉紫黑入肾而补水，甘寒益血可除热，其为凉血、补血、益阴之药可知。甘寒除热，故解酒毒，阴血益则风自息。消渴是由于内热而津液不足所致，桑椹能生津，故止渴；五脏皆属阴，可益阴，所以利五脏；阴不足则关节之血气不畅，血生津满，阴气充盛，故气血能自通；热退阴生，则肝、心无火，如此魂安而神清宁，神清宁则聪明内发，阴复则不老。

治心肾衰弱不寐，或习惯性便秘：鲜桑椹30~60克，水适量煎服；

治瘰疬：取鲜桑椹黑熟者，以布袋取汁，熬成薄膏，每服一勺，日三服；

治水火烫伤：用黑熟桑椹，以净瓶收之，久自成水，以鸡翎扫敷；

治头赤秃：捣黑熟桑椹取汁，每服一中碗，日三服。

桑椹味甘酸、气寒，入心、肝、肾经，可滋肝肾、充血液、祛风湿、健步履、息虚风、清虚火。桑椹尤能止渴润燥、添精益脑，功主肝肾阴亏，善治消渴、便秘、目暗、耳鸣、瘰疬、关节不利、小肠热等症。

桑　枝

桑枝味清苦甘、微辛性平，枝本四发，有发散之义，取其轻薄，尤宜治上焦。本品善走肩臂、行肢节，功主祛风湿、利关节、行水气，常伍防己、威灵仙、羌活、独活等，用于风湿痹痛，尤善治肩背酸痛、手足拘挛、经络不利等症。

治紫白癜风：以桑枝十斤、益母草三斤，加水慢煮，去滓煎膏，睡前温酒调服，每服约10毫升，以愈为度。

治风热臂痛：取桑枝50克，细切炒香，水煎频服。

时珍云："煎药用桑者，是取其能利关节、除风寒湿痹诸痛之意。"[140] 如此可观《灵枢·寿夭刚柔》治寒痹内热时，用椒姜加桂浸酒，取桑炭炙热布巾以熨痹处之法。[141]

桑白皮

桑根之白皮，得土金之气，味甘而气寒，李东垣、王好古皆云其兼辛。

桑白皮甘厚辛薄、降多升少，为阳中之阴，径入手太阴肺经，得地中正土之甘味，归足太阴脾经；甘可固元气而补不足，辛可泻肺邪。时珍称：桑皮长于利小水，实则泻其子，大凡肺中有水气及肺火有余者宜之。若肺虚无火，因风寒而致嗽者服之，风邪将反闭锢不散，则势成久嗽。故仲祖在《金匮要略·疮痈肠痈浸淫病脉证并治》中嘱："于王不留行散，如有风寒则勿取用。"[142]

据《神农本草经》记载："桑白皮主伤中、五劳六极、羸瘦、崩中、脉绝、补虚益气。"[143] 谓伤中者，中央脾土伤，脾为阴气之源，热则中伤，桑皮甘寒，故主伤中；五劳，是五脏劳伤真气，六极为六腑之气虚极，如此则脏腑俱不足，所以肌肉削而羸瘦，桑皮甘以益脾气而补不足，寒以清邪热而退内热，邪气退则脾阴充盈，脾主肌肉，则肌肉丰厚，而劳极羸瘦自痊；崩中者，为血脱，气血两虚之至，故脉绝不来，脾统血而为阴气之源，甘能益脾，所以主崩中脉绝；补虚者，补脾土之虚，益气者，益中央之气，惟甘助元气、补劳祛虚，寒能除内热，辛泻火邪，如此热除而元气生，则诸症自息。

张介宾在《景岳全书》中指出："桑白皮可止喘嗽、唾血，亦能解渴消痰，除虚劳客热头痛，水出高原，故可清肺，亦能利水。"[144] 桑白皮泻肺中火邪，非泻肺气，邪火与元气不两立，邪火去则元气安，故《本经》云益气。

钱乙制泻白散，治肺气热盛、咳嗽而后喘、面肿身热者，用桑白皮、地骨皮各一两，甘草半两，每服一、二钱，入粳米百粒，水煎，食后温服。桑白皮、地骨皮皆能泻火从小便而去，甘草泻火以缓中，粳米清肺以养血，此乃泻肺诸方之准绳。

贾九如在《药品化义》中称："桑皮，皮主疏散，味甘淡，淡主于渗，体轻色白，专入肺经，疏气散热，主治喘满咳嗽、热痰唾血，此皆由实邪郁遏，肺窍不得通畅，借桑皮渗之、散之，以利肺气，则诸症自愈。"[145] 故云：泻肺之有余，非桑皮不可。是以皮里膜外水气浮肿及肌肤邪热、浮风燥痒者，悉能去之。

柏子仁与侧柏叶

相传汉成帝时，有猎户称终南山有怪物发披及腰，其跳坑跨涧、攀山越岭如电，似猿如猴。县宰得知，疑是强人故意为之，乃令人围获。发现怪物竟为一中年妇人，称原是秦王宫女，秦覆灭时受惊入山，饥寒交迫无以充饥，幸遇白发老翁，教她饥食柏子仁。初觉苦涩难咽，日久则满口香甜而舌上生津，以至饥渴不知，身轻如燕，夏不觉炎暑，冬不畏酷寒，时逾200岁而不见其老。

侧柏叶

柏得天地坚刚之性以生，入冬依旧青翠，不与物变迁，历岁寒而不凋，即参天直上，谁又能禁之。先人云："万木皆向阳，而柏独西指者，顺受金制以为用，乃能成其贞固而可久，故字从白。"[146] 柏虽为至坚之木，不畏霜雪，但受金之正气所制而——西向，西方属金，其色为白，因而柏树取西方之色为名。

柏有数种，入药唯取叶扁而侧生者，其贴伏于扁平枝上，气孔甚多，侧观呈哑铃凹陷状，质脆且微有清香之气，此仗金气甚隆以制木。大凡花叶，为木之精神昌沛发荣于外也，侧柏叶属金而善守，最清血分，为补阴要药，须用嫩叶，春采于树之东，夏采于树之南，秋采于树之西，冬采于树之北，方可得月令节候之生气。

其状如脉络，故治：络不敛固而溃、脉不摄溢而崩。得川连，治尿血；佐槐花，治下血；配榴花，研末吹鼻，治鼻衄（nǜ）不止；伍干姜、阿胶、马通汁，治吐血不止；合白芍，可治月水不断。贾九如在《药品化义》中称："侧柏叶入肝、心、脾、肺四经，味苦滋阴，带涩敛血，专清上部逆血……又得阴气最厚，如遗精、白浊、尿管涩痛属阴脱者，伍牛膝治之甚效。"[147]

柏子仁

柏斗寒傲雪、坚贞耸直，乃百木之长，其果实成丛，状若小铃，秋霜后四裂，中有数子，其气清香，能透心肾而悦脾，成于秋而采于冬，饱经霜露，得金之气甚厚。徐灵胎指出："人之生理谓之仁，仁藏于心，物之生机在于实，故实亦谓之仁。凡草木之仁，皆能养心气，以类相应。"[148] 此所以柏子仁可宁心神、敛心气、治惊悸、除风湿、润肾燥，则五脏皆和，故安五脏。

柏子仁甘润，有养心安神之效，多用于阴血不足、心神失养之不眠。如《普济本事方》之柏子仁丸，[149] 以柏子仁、人参、牡蛎、半夏曲、枣肉等成方，治盗汗、进饮食、退经络热。方中柏子仁益阴固汗、养心清热以安神；牡蛎咸寒可敛阴潜阳；半夏曲消食宽中；用人参益气固卫；取枣肉为丸，得其建中安脾之用。

柏子仁质润，富含油脂，有润肠通便之功。用于老年、产后等阴虚血亏所致之肠燥便秘，常与郁李仁、松子仁、桃仁、杏仁、火麻仁同用；也可伍酸枣仁、当归、茯神等，如杨士瀛（yíng）之养心汤，症见神思恍惚、心悸易惊、失眠健忘、舌淡脉细；若治心肾不交之心悸不宁、心烦少寐、梦遗健忘，则常配麦冬、熟地、石菖蒲、朱砂等，以彭用光之柏子养心丸为例。

张锡纯认为："肝脏属木，中寄相火，性甚暴烈，《内经》名为将军之官，如骄将悍卒，必以恩威并用，才能统驭。"[150] 柏子仁禀金水之气，水能滋木，如统师旅者以厚其饷；又金能镇木，如统师旅者之严其律。滋之镇之，肝木得其养兼得其严，则将军之官可安其职。

附子、乌头与天雄

种附子于地里，偶生块根旁立者名附子（子根），原种的附子则成为乌头（母根），形如乌鸦之头故名，生新附后采其母。乌头乃老阴之生育已尽者，中空，以气为用，得风木生生之力，虽温热之性减于附子，但以宣通为长，故以治风为向导。如种后不旁生附子而独根长大，力不旁溢，天生雄性若蒜之独头无瓣者，则称天雄。附着在母根（乌头）身旁者，小者叫侧子，身轻走窜，旁行四肢，充连皮毛而不入脏腑；大者谓附子，其力能升能降，可内达，可外散，凡凝寒痼冷结于脏腑、着于筋骨、痹于经络血脉者，皆能畅达。于温通之中又大具收敛之功，故治汗多亡阳，乃阴证之要药，为回阳救逆第一品。

乌 头

据《神农本草经》记载："附子祛寒痿躄（bì），拘挛膝痛不能行步；乌头除寒湿痹。"[151] 乌头之用略同于附子，其有异之处，一以主痿，一以治痹。痿躄、拘挛为筋因寒凝而收引，附子沉而阳气柔，则可养筋；寒湿痹是寒湿邪气注于肌腠经络，滞留于关节筋骨，而导致气行闭阻，乌头散而阳气刚，故能逐邪。沉而柔者无处不到，无间不入；散而刚者无密不开，无结不解。故曰：附子入血分，可攻癥坚、积聚、血瘕；乌头入气分，能破积聚、寒热。仲圣治关节不可屈伸、手足逆冷不仁、周身疼痛而灸、刺、诸药不能及者，皆用乌头，是径取其宣痹、升越、散风之力。

天 雄

仲祖在《金匮要略》中唯列天雄散于桂枝加龙骨牡蛎汤之后，虽未提及所主何病，但以方测证，当治男子失精无疑。察原文"少腹弦急，阴头寒，目眩，发落，脉极虚芤迟，为清谷、亡血、失精者"之语，[152] 肾损及脾之候已可知。所谓损其肾者益其精，故取精气充实不外泄、孤阳不能生、以精为用、敛藏而能内入筋骨之天雄为君药成方；桂枝之用，穷其足太阳之经府俱到以化气；脾不健则生精之源将绝，白术入脾以制水，即可摄精，精可化气，气能化水，又藉龙骨于水中急召上越之阳，以收纳之。

附 子

《神农本草经》谓附子主风寒咳逆邪气，后世医家多以其为治风之药。清代医家周岩认为："风有伤与中之分，伤者伤于营卫，中者中于经络脏腑。伤营卫者，寒郁于表而易化热，宜麻桂决不宜附子；中经络脏腑者，寒根于里而阳本虚，用麻桂又贵用附子。附子不是风药，而《本经》之主风寒，盖指中风之风寒而言，并非指伤风之风寒。"[153]

附子味辛、甘，大热，有大毒，属阳中之阳，走而不守，通行十二经，主六腑沉寒，回三阴厥逆，最具雄壮悍烈之气，为斩关夺门之将，非大寒直中阴经及真阳虚散几脱者，不可轻用。然今人仅见真阳虚而无热者，投之确有起死之殊功，但有时疫、火证时，多有手足冰冷、浑身战栗的真热假寒之象，轻进附、桂、干姜等物，下咽则无救逆之法，类似误治案例，实不可胜数。

见发热恶寒，虽四肢厥冷，但大便燥硬或黏滞不利、尿黄秽臭、谵语大渴、扬手掷足、脉来沉滑而数、重按有力者，是阳厥，属大黄、芒硝之证；若恶寒、四肢厥逆直过肘膝不温、唇青面白、爪甲青黑、遍体冷汗、欲引衣蜷卧、二便清利而不渴、脉来沉细无力者，为阴厥，成附子、干姜之候。

有肾水不足者，虚阳上越于咽喉口齿之间，故发热作渴、口舌生疮或糜烂、咽喉干痛或时有不安，此只徒补其真阴之水，火虽稍减，终不能一时骤降，少少附子入于六味地黄汤中，大剂冷服，附子乃命门主药，能入其窟穴而召之，浮游之火可下归肾宅，则上焦之虚热尽远矣。

有心火盛者，移邪于胃中，则心烦欲饮，见舌红苔黄厚腻、舌燥而裂、目赤唇焦、失神谵语、二便赤闭、脉沉数有力，或见发斑吐衄、不恶寒反恶热、手足反现冰冷者，投三黄石膏之辈直去其火。火极盛者，若用大寒之物时，少少附子入于三黄石膏汤中，引苦寒之药下行至邪所，热性过而寒性发，自能大泻火邪于顷刻。

徐大椿在《神农本草经百种录》中指出："凡有毒之药，性寒者少，性热者多。寒性和缓，热性峻速，入于血气之中，暴烈性发，体益不支，脏腑娇柔之物，岂能无害，故须审慎为用。"[154]

生地黄与熟地黄

生地黄

地黄属玄参科多年生草本，长于海拔 50~1100 米的山坡、路旁、荒地等处，全株密被灰白色柔毛，高约 10~40 厘米，叶片呈倒卵状披针形，单一或由基部分生数枝，截断有黄汁流出，俗称牛奶子、婆婆奶。初夏开花数朵，花冠外紫红，内黄色有紫斑，呈宽阔筒状，稍弯曲，尾部噙入口中有甜味，故名甜酒棵、酒壶花。根茎肉质肥大，呈圆柱或纺锤形，采收于精气归根、残叶散尽、新苗未生的秋冬之季。除去芦头、须根及泥沙，投入水中浸验，浮者不堪为用，称天黄；半浮半沉者次之，谓人黄；以沉下者为贵，曰地黄。鲜用或缓缓烘焙至八成干，质地柔软，性寒味苦，前者习称鲜地黄，后者惯名生地黄（干地黄）。陶弘景虽在《名医别录》中认为地黄以陕西咸阳产者为佳，[155] 但今人惟以怀庆（河南温县、博爱、武陟、孟州地区）之物为上，怀庆山产者，于中州沃土之乡，得土气最厚，禀北方之纯阴，皮有疙瘩而力大。

地黄在《神农本草经》中位列上品："味甘，寒。治折跌、绝筋、伤中，逐血痹，填骨髓，长肌肉。作汤除寒热积聚，除痹。生者尤良。"[156] 地黄禀仲冬之气，苗不能高，生意在根，皮黑归肾，中黄入脾。黄者，土之正色，为脾家之圣药，因名地髓，其性沉阴，味甘质厚多汁而气寒。治折跌、绝筋、伤中、逐血痹者，地黄种植之地，土遂焦苦，十年后方能转甜，即必须在"生地"上种植，饱取土中之精气为专。痹乃血分之病，脾生化营血，由土所主，地黄入血养肝，肝藏血主筋，筋无邪着，肝无留滞，则拘挛之痛当去，诸痹远矣。填骨髓、长肌肉者，地黄气寒益肾，正补肾水真阴而益血，肾气充则开合如式，血盛则髓满，阴足而肌肉自长。作汤除寒热积聚、除痹者，须知古人用药，缘有法度，为丸为散为汤，各得其所宜而始用。汤者荡也，或寒或热之积聚，汤能荡之，血气足则邪气散，血和利则凝滞消、百脉畅，痹疏矣。生者尤良，取地黄本性俱存之意。

或云地黄善助心胆之气，可安魂定魄，能治惊悸者，盖血足后气方能有所归，精血同源，故谓藉精以生气。缪希雍称地黄能入心、肝、肾经，心、肝为子母之脏，胆为肝之腑，肝主筋，肾主骨，肾藏精与志，肝藏魂，肺藏魄，故心、胆二经若虚则病惊悸。生地黄为手少阴心经之要药，能凉心助胆以滋肝，心凉则热不欺肺，肝肺清宁则魂魄定，胆气壮则惊自除，肝肾足则筋骨强，心肾交泰而元真之气以生，百脉得养俱畅，故心烦不寐、失眠健忘、惊悸怔忡之症外矣。

地黄善凉头面之火，最清肺肝之热，其功虽专于凉血止血，又能疗金疮、安胎气、止漏崩，但可暂用而不能久服。吐、下、衄之血来势甚急，当投生地黄以重击，血止即宜改用温补之物，不可再用。若久服致脾胃过凉，则生泄泻，元气困顿，而血易有重来之患，此若仍不悟生地黄太多、反虑其用不够者，着实令人喟叹，病家何辜！临证时，还须详审：该血证确因邪热而起，则无不生地黄以治；但若真因寒凝所为，则断不可投之，否则寒将更甚，有血出不止而忘归之虞。

熟地黄

古方只有干地黄、生地黄，而无熟地黄。熟地黄乃唐代以后九蒸九晒之品，其得水火既济之功，性温甘苦，气薄味厚，直入肾经。《主治秘要》云："熟地黄其用有五：益肾水真阴一也；和产后气血二也；去脐腹急痛三也；养阴退阳四也；壮水之源五也。"[157]

熟地黄禀中土静顺之德，气味纯静，能补五脏之真阴，而于多血至阴之脏为最。张景岳指出："阴虚而神散者，非熟地之守不足以聚之；阴虚而火升者，非熟地之重不足以降之；阴虚而躁动者，非熟地之静不足以镇之；阴虚而刚急者，非熟地之甘不足以缓之。阴虚而水邪泛滥者，舍熟地何以自制；阴虚而真气散失者，舍熟地何以归源。"[158]

或问熟地黄其性滞腻，易于阻膈而生痰？藉陈士铎之论，大凡痰之所生，起于肾气太虚，而痰之所成，因于胃气之弱。肾气不虚，则胃气亦不弱，肾不虚则痰无从生，胃不弱则痰无由而成。故欲痰之不成，即须补胃，而欲痰之不生，则须补肾。如此，肾气足而胃气亦足，肾无痰则胃亦无痰。熟地黄虽是滋肾之药，实亦属补胃之品。胃中之津液原本于肾，补肾以生胃中津液，是真水升于胃而已。真水升于胃，则胃中之邪水自然难存，积滞化而痰涎消矣。至于肾水不亏、胃中无火，一旦遽用熟地黄，未免少加胀闷，此为非善用熟地者。然痰亦有五脏之异，痰出脾、肺者，用熟地黄会助其湿，用之似为不宜。

　　熟地黄的遣用、生痰与否、量的把握及如何奏效，着实在于医家能否善用。用药如用兵，用之得宜则为祛邪利器，用之失宜则生痰涎。若伤寒之病，邪从外入，最忌用药滋滞，否则邪气被迫向里，闭门留寇，必贻害无穷。然今之粗工，一见所现之症稍有涉虚之象，即以此为常用之物，误人颇多，令人长叹。

收敛浮阳、镇惊安魄之龙骨

大凡草木，皆禀阴气稍厚，走飞则得阳气为多，飞禽走兽水族百虫等，以阳气多故，善动而无根。

龙为鳞虫之长，乘天地纯阳之气极，能幽能明，趋闪伸缩，起伏腾跃，出入则变化莫测。之所以用龙骨来命名古代哺乳动物如象类、犀牛类、三趾马等的骨骼化石，正是借喻其阳气之盛若龙。古时动物虽得阳气以生，但终伏藏于地下至阴而历时久远，今所见者，已成骨骼化石，无生前动性而偏静。阳气者，生气也，生气属木，性禀东方，质黏涩（以舌舐之即吸舌不脱），故其用在肝、心二经为多。

阳之用在升，阳之体宜伏，龙骨虽为盛阳潜伏归隐之窟宅，但其本全在土，万物生长于土亦化归于土。敛藏甚者能起而发之，生发甚者可敛而伏之，故龙骨于收敛神气、固涩滑脱之中亦具开通之力。所以，《神农本草经》谓其主咳逆、泄利脓血、女子漏下，而又主癥瘕坚结、小儿热气惊痫；[159]《名医别录》言其可止汗，治小便频急、溺血，养精神、定魂魄、安五脏，又治心腹烦满、夜卧自惊、恚怒、伏气在心下而不得喘息者。[160] 龙骨味甘归脾，脾和则清阳上升，气平入肺，肺平则宣发肃降得利，升降和而天地自位，所以可祛心腹鬼疰、精物老魅。龙齿与龙骨性味相近，骨虽吸附性优，但齿清凉，其镇降安神力胜，故主因惊成痫、狂言妄语、癫疾奔走、心下结气、不能喘息、诸痉者。

仲圣《金匮要略·中风历节病脉证并治第五》：肝阳亢盛，风邪内动之惊痫瘛疭者，风引汤（大黄、干姜、龙骨、桂枝、甘草、牡蛎、寒水石、滑石、赤石脂、白石脂、紫石英、石膏）主之；[161] 血痹虚劳病脉证并治第六：虚劳，男子失精、女子梦交者，桂枝加龙骨牡蛎汤（桂枝、芍药、生姜、甘草、大枣、龙骨、牡蛎）或天雄散（天雄、白术、桂枝、龙骨）主之；[162] 惊悸吐衄下血胸满瘀血病脉证治第十六：治火劫发汗，损伤心阳而致惊狂者，桂枝救逆汤（桂枝、炙甘草、生姜、牡蛎、龙骨、大枣、蜀漆）主之；[163] 《伤寒论》第107条：伤寒八九日，误下而致三焦和心包阳热内陷，痰火凝结，故胸满惊烦、小便不利、谵语、一身尽重、不可转侧者，柴胡加龙骨牡蛎汤（柴胡、龙骨、黄芩、生姜、铅丹、人参、桂枝、茯苓、半夏、大黄、牡蛎、大枣）主之；[164] 第118条：火逆误下后所致之心阳浮越（大虚）而烦躁者，桂枝甘草龙骨牡蛎汤（桂枝、炙甘草、龙骨、牡蛎）主之。[165] 仰观仲祖之立意，从此一味而悟出全方，即龙骨摄阳以归土，牡蛎据阴以召阳。但牡蛎咸涩入肾，有软坚化痰清热之能；龙骨甘涩入肝，具收敛神气、镇惊安魄之力。

阳之纯者，为天地之正气，故龙骨在人身亦只敛正气，大凡心神耗散、肠胃滑脱之疾，皆可治之，但不敛邪气。陈修园指出："痰为水，随火而上升，龙骨能引逆上之火、泛滥之水下归其宅，若与牡蛎同用，为治痰之神品，今人止知其性涩以收脱，何其浅也。"[166]

治汤火伤：龙骨、生石膏、大黄、儿茶各等份，共研细末，冷茶水调稀糊状，敷患处，每隔 1 日换药 1 次。

治小儿脐疮久不愈：煅龙骨，研细末，敷之。

治遗尿、淋沥：龙骨、桑螵蛸各等份，共研细末，淡盐水送服，每次 6 克，每日 3 次。

治劳心梦泄：龙骨、远志各等份，共研细末，炼蜜丸如梧桐子大，莲子汤送服，每次 30 丸，每日 2~3 次。

治小儿因痢脱肛：白龙骨粉扑之。

治阴囊汗痒：龙骨、牡蛎粉扑之。

治产后虚汗不止：龙骨、麻黄根各等份，共研细末，粥饮调服，每次 6 克，每日 3 次。

刘若金在《本草述》中称："龙骨可疗阴阳乖离之病。如阴之不能守其阳，或为惊悸，为狂痫，为谵妄，为自汗盗汗；如阳之不能固其阴，或为久泄，为淋，为便数，为齿衄鼻衄，溺血便血，为赤白浊，为女子崩中带下，为脱肛。或阴不为阳守，阳亦不为阴固，为多寐泄精，为中风危笃，种种所患。如此类者，咸得藉此以为紧要处，而治以应证之剂。"[167]

生姜与干姜

　　姜，枝叶长茂，根株横溢，感坤土之气而昌盛，其生用辛散，熟用和中，能去臭气，通神明。许慎的《说文解字》曰："薑（姜），御湿之菜也。"[168] 可见古人在造字本义上就表示"薑"能发太阳之表以化僵，属御湿逐寒之物。

生　姜

　　生姜为老姜所生之子姜，生姜鲜嫩，所具生发之气浑全，气味辛窜，走而不守。书载生姜主治虽多，但总以发表除寒、开郁散气、辟恶除邪为要，其曰伤寒头痛、鼻塞可用者，藉其宣散通肺之力；辛主散，咳逆呕哕必用者，得其开提散郁之义。《神农本草经》干姜条下云："生者尤良"，[169]取其气性之清烈，以发汗逐邪，宣达胃气，故仲祖立桂枝汤、葛根汤、小柴胡汤，治表寒诸证并呃逆呕吐者，多用生姜。

　　生姜辛入肺，以通气宣畅。肺主气，为相傅之官，犹宰相辅佐君主，故通神明，神明通而一身之气正，中焦元气亦定，则脾胃出纳之令行而邪气自不能容，故曰去秽恶。

　　生姜之辛散伍甘缓之大枣，归卫入营，旋转于其间，则营卫因之而调和，能逐一切外感不正之气。成无己指出：

"姜、枣味辛甘，专行脾之津液而和营卫，药中用之，不独专于发散。"[170]

生姜若只用皮则辛凉，大凡外皮，多反本性，故寒。以能和脾利水，可消四肢浮肿，五皮散用之，取辛则能行、以皮达皮之义。

脾寒呕吐宜兼温散者，生姜宜煨熟用之，即用草纸包裹，以清水浸湿后直接放入火中，待草纸焦黄，姜半熟为度。吴仪洛在《本草从新》中称："煨姜以和中止呕，用生姜畏其散，用干姜惧其燥，惟此略不燥散。"[171]

干 姜

干姜为老辣之母姜，即种姜或宿根，去皮后依法所制之干燥品，其色黄白而气辛、性温，质坚结，为温中之专药。丹溪云："留皮则冷，去皮则热。非皮之性本冷，盖留皮则行表而热去，去皮则守中热存。"[172] 干姜受气足，体质收束，气则走泄，老而味厚，比生姜辛热过之，所以止而不行，专散里寒。治小腹冷痛，如腹痛身凉作泻、完谷不化，入理中汤，以理中焦，定寒霍乱，止大便溏泻；用于干姜附子汤，则治下焦，附子无干姜不热，大有回阳之力。如喻嘉言所述："用附子、干姜以胜阴复阳者，取飞骑突入重围，搴（qiān，拔取）旗树帜，使既散之阳，望而争趋，顷之即复合。不知此义者，加增药味，和合成汤，则反牵制其雄入之势，必至迁缓而无功。"[173]

生姜之走，干姜之守，系于老与嫩，犹如人年老之喜静与年少之好动，虽源自一物而大相径庭，干姜能温太阴之阴，生姜可宣阳明之阳。

《本经》《别录》只有生姜、干姜，并无炮姜，后人将干姜炒至表面呈棕褐色、截面棕黄色，并发泡鼓起、质地疏松，气香、味辛辣者，谓之炮姜；炒至表面焦黑色、内部棕褐色，体轻、质松脆，微苦、微辣者，为姜炭。生者热而能散，炮者热而善守。姜味本辛、色黄白，炮过则辛味减、色褐黑，用其黑涩之性，故主脾胃虚寒、腹痛吐泻、吐衄崩漏、阳虚失血。

缪希雍在《炮制大法》中认为："若产后血虚发热及止血者，干姜需炒黑，温中宜炮用。"[174] 新版《全国中药炮制规范》则明确指出："炮姜温中散寒，主脾胃虚寒腹痛吐泻；姜炭温经止血，治吐衄崩漏，阴虚失血。"[175]

生姜、干姜和炮姜本为一物，均能温中散寒，宜于脾胃寒证。生姜善于散表寒，为呕家之圣药；干姜偏于祛里寒，是温中散寒之要药；炮姜善走血分，止而不移，长于温经止血。

栝蒌实与栝蒌根

栝蒌，又名栝楼、瓜蒌等，为多年生草质藤本攀援植物，茎蔓可长达数十尺，生于山坡、沟崖、河堤、草丛及林下半阴处。栝蒌实呈椭圆形或圆形，成熟时由青绿转为黄褐色或橙黄色，大如鹅蛋，果瓤为橙黄色，与多数种子黏结成团。栝蒌根直入地下，年久者可达七八尺，呈纺锤形或瓣块状，法于秋后冬月掘出，以肥厚结实有粉者为良，又名天花粉。刮去外褐色粗皮，其断面洁白如霜，纤尘无染，切片曝干入药，沸汤煮服，虽稠滑如糊而毫不黏滞。

栝蒌实

大凡草木子实，多悬挂于茎上或枝头，其性顾根，实具坠降之意，降则寓泻。

栝蒌实为栝蒌根之子，能裹无形而攒聚有形，属土而有水，味甘性润，甘能补肺，润能降气，能洗涤胸中垢腻，以消膈中郁热。栝蒌实用治结痛、痹阻、痞满逆上，其功甚捷，隐然一枚下药。仲祖在《金匮要略》胸痹心痛短气病脉证治第九，治胸痹痛引心背、咳唾喘息、心中痞、气逆上冲心胸的瓜蒌薤白白酒汤、瓜蒌薤白半夏汤、枳实薤白桂枝汤，[176] 及《伤寒论》第 138 条，治痰热结于心下的小结胸病，正在心下、按之则痛的小陷胸汤，[177] 皆用栝蒌实一枚，乃取栝蒌实甘寒不犯胃气，能将客居阳位之邪火裹而下行，使痰气坠降之意。然栝蒌实性柔，若不济之以刚药相助，则下行不力，故瓜蒌薤白等剂有薤白、白酒、桂枝、厚朴，小陷胸汤中有黄连、半夏，皆伍以辛开苦降、迅利发散之物，既能得其所长，又可补其所不足，甚妙栝蒌实味甘微苦、性寒，善解郁烦，能除胸膈中垢腻郁热，可定心绪烦乱，为洗心涤肺之佳品。仲圣小柴胡汤，若胸中烦而不呕者，去人参、半夏，加栝蒌实一枚，[178] 以取其清心除烦之功。

张山雷在《本草正义》中称："栝蒌实入药，古人本无皮及子仁分用之例，仲景书以枚计，不以分量计，是其确证。盖栝蒌实既老，其壳空松，故能通胸膈之痹塞，而子善涤痰垢黏腻，一举两得。日华子《大明本草》有其子炒用一说，而景岳之《本草正》，只用其仁；张石顽之《逢原》，亦云去壳纸包压去油，则皆不用其壳，大失古人专治胸痹之义。且诸疡阳症，消肿散结，又皆以皮子并用为捷，观濒湖《纲目》附方极多，全用者十之九，古人之衣钵，最不可忽。"[179]

栝蒌根

草木根荄多潜于土里，本性恋子，故多有上行之气，升即寓补。栝蒌根入土较深，虽久藏地中，而生气不竭，故岁岁引蔓，发叶开花结实。栝蒌根皮黄肉白，且肉聚成块，散则成粉，种种不离土象，其味苦微寒，性凉而润，能起在下之水精上滋，故凡阴虚火炽、燥热烦渴者皆可用之。仲师小

青龙汤方后"若渴"[180]，及小柴胡汤方后"若渴者"，[181]
皆去辛燥之半夏而加栝蒌根以滋液，使热与燥不与中气相烁
而难复；《千金》三黄汤方后亦云："渴，加栝蒌根三
分。"[182] 意指风邪化热伤津而渴者，可加栝蒌根清热生津
止渴。

盖藤蔓之物，皆能通经开郁，栝蒌根性凉而润，能清火
生津，善解热渴，可解一切疮家之热毒。倪朱谟在《本草汇
言》中道："栝蒌根，能退五脏之郁热……痈疽已溃未溃，
而热毒不散，或五疸身目俱黄，而小水若淋若涩，是皆火热
郁结所致，惟此剂能开郁结，降痰火，并能治之。又其性甘
寒，善能治渴，从补药而治虚渴，从凉药而治火渴，从气药
而治郁渴，从血药而治烦渴，乃治渴之要药。"[183]

栝蒌实与栝蒌根虽出自一体，但根与实之功力，确有异
同。栝蒌根其性上行，能起阴气以上滋，主燥热之烦渴；栝
蒌实则性复下降，可导痰浊下行，治黏腻之结痛、郁遏不能
分解。

利水而不走气的车前子

车前，别名当道，不生于翻耕空松之土地，而好长在山野道途车辙之中，任人畜践踏但不死，生发之气弥强；其春生苗叶，自翠碧叶丛中心窜出数茎如鼠尾状长穗，生生之气厚可知。观其所富生气，正行肝之用。车前多子而色褐黑，甘咸气寒，属肾之物，但质滑味淡，故为肾府膀胱输泄之药。

《灵枢·经脉第十》云："是主肝所生病者……遗尿闭癃"，[184] 言癃者，为肝气疲罢，失于传输，以车前开道，使清气上升，前阴疏泄，则浊去而真阴愈固。车前子在《神农本草经》中位列上品，能利水道，湿从膀胱出，下焦利则湿痹除；治气癃止痛者，能通肾气之故。[185]

陶弘景认为："车前子强阴益精，令人有子，明目，治目赤肿痛。"[186] 车前子升清气，利膀胱，使邪火随小水散，不致鼓动真火而生淫邪之梦，俾精窍闭而无漏泄，则阴精益固，此虽利水之物，古人偏用以治梦遗而多效；肾气固则水藏足，故明目并疗赤痛。唐代诗人张籍寄车前子为友人治眼病，曾作诗云："开州午日车前子，作药人皆道有神，惭愧使君怜病眼，三千余里寄闲人。"[187] 无子者为精道不疏达，其间必有隐曲，车前当道以小利之，用通于闭之中，用泻于补之内，利膀胱水窍而不走精气，病去则路通，故五子衍宗丸（枸杞子、菟丝子、五味子、覆盆子、车前子）用车前子以为四子之佐。[188]

《素问·阴阳应象大论第五》旨言："清气在下，则生飧泄"，[189] 车前子能升清利水而不动气，味甘可祛脾之湿滞，清浊分，则泄泻自止。故以车前子利小便而实大便属常用之法。张介宾在《景岳全书·泄泻篇》中称："泄泻之病，多见小水不利、水谷不分，水谷分则泻自止，故治泻不利小水，则非其治。"[190]

赵学敏的《串雅内编》治水泻，用白术一两、车前子五钱，二味煎汤，服之立效，称分水神丹。[191] 湿盛则濡泻，故以白术味甘益脾去湿，用车前子仿古急开支河，分消水势，此正治之法。

张锡纯治阴虚肾燥，小便不利、大便滑泻，取生山药一两、生车前子四钱，二味同煮作稠粥服之，小便利而大便自固。[192] 盖山药助阴力强而固大便，车前子升清利水，二物皆汁浆黏稠，甚能留恋肠胃，故效。

治小便血淋作痛：车前子晒干为末，每次 6 克，车前叶煎汤下，每日 2 次。

治白浊：炒车前子 12 克、白蒺藜 9 克，水煎服，每日 2 次。

治风热目赤涩痛：车前子、黄连各等份为末，食后温服，每服 3 克，每日 2 次。

治阴痒痛：车前子煮水去滓，外洗痒痛处。

车前子能行肝疏肾、畅郁和阳，其固精窍，似即补肾之谓，当须深思何以固精窍，宜细斟酌，切不可妄投。严西亭在《得配本草》中指出："若无湿热而肾气不固，或肺气不能下摄，或心虚不能下交，或肝胆受惊，相火内炎以致精泄者，妄用车前子利水窍，反使阴气泄于下、阴火动于中，则痨损必由所成。"[193]

善治黄疸之茵陈

茵陈又名因陈，属多年生草本植物，其秋后叶枯，茎梗不凋，经寒冬不死，因旧苗陈根至春即勃然生发，春三月谓发陈致新，故名。

《神农本草经》谓茵陈主风湿寒热邪气、热结黄疸。[194]风湿寒热交结于中，不得宣发，则郁而成黄，此为陈。大凡草木阴气多驻于老根，茵陈之地上部分以阳气为主，功在散而不助湿，其感冬令水寒之气，具阳春生发之机，宣发发陈，使邪以外出，陈去而新自生。茵陈味苦微辛，其气微寒，凉而能散，入足太阳经专理溲便，属膀胱之药；能驱内热湿邪自小水而出，湿去土安，故为专治黄疸之要药。

仲祖治疸证，多用茵陈。《伤寒论》第236条指出："阳明病，发热汗出者，此为热越，不能发黄也。但头汗出，身无汗，剂颈而还，小便不利，渴引水浆者，此为瘀热在里，身必发黄，茵陈蒿汤主之。"[195]阳明病属里实热证，有发热汗出，即热邪有出路就不会发黄。但若无汗，邪热无以发泄，虽头上有汗出，而小便不利、大渴引饮，此为郁热内蕴于脾土者，身必发黄。第260条："伤寒七八日，身黄如橘子色，小便不利，腹微满者，茵陈蒿汤主之。"[196]伤寒七八日，为阳复过盛之日，如现身黄鲜明、小便不利、腹微胀满者，属阳明病伤寒所致湿热内聚发黄之证。《金匮要略·黄疸病脉并治第十五》："谷疸之为病，寒热不食，食即头眩，心胸不安，久久发黄为谷疸，茵陈蒿汤主之。"[197] 谷疸为阳明湿热之证，湿热内蕴，中焦健运之机窒而不通，清浊升降失司，营卫之源壅而失和，故作寒热、不能食。食则必助湿热而增逆满，故头眩、心胸不安之症现，郁蒸日久而身面发黄，终成谷疸。

茵陈蒿汤主利下，方中茵陈利水道，除热邪留结，发陈致新；栀子通水源；大黄除胃热；以泻热逐瘀，乃合引而竭之义。故方后云："小便当利，尿如皂荚汁状，色正赤，一宿腹减，为黄从小便去也。"

若湿重于热，有胸满闷、头重身困、大便正常而小便不利者，可与猪苓、茯苓、泽泻同行，茵陈五苓散主之。吴谦曰："黄疸病下，当有'小便不利者'之五字，茵陈五苓散方有着落，必传写之遗……小便不利者，不在表里，故以茵陈五苓散主之。"[198]

治感冒、黄疸、漆疮：茵陈18克，水煎服。

治遍身风痒生疥疮：茵陈适量，煮浓汁外洗。

治风瘙瘾疹、皮肤肿痒：茵陈60克、荷叶30克，打粉为散，每服3克，食后服。

治眼热红肿：茵陈、车前子各等份煎汤，以细茶调服数次。

治口疮：茵陈烧灰涂之，有汁吐去，一宿即效。

张山雷在《本草正义》中称："茵陈，味淡利水，乃治脾、胃二家湿热之专药。湿疸、酒疸，身黄溲赤如酱，皆胃土蕴湿积热之证，古今皆以此物为主，其效甚速，荡涤肠胃，外达皮毛，非此不可。"[199]

茵陈至夏其苗则变为蒿，自《名医别录》始，陶弘景在后加"蒿"字，使其有别于其他因旧而生、习称"因陈"者。文献记载"去伏瘕""本功外，通关节"，是指茵陈具开破之气，亦可峻通开结。后世将采收于早春者称"绵茵陈"，秋季则叫"茵陈蒿"或"花茵陈"。至秋老成，实不若绵茵陈芳香宣发而能因陈致新。肝喜条达而恶抑郁，绵茵陈在三月采割，应于肝气，入药更佳。

参 考 文 献

［1］杨万里. 小池［DB/OL］.［2021-02-11］. https://so.gushiwen.org/ shiwenv_31dd7d07323c.aspx.

［2］曹雪芹著；王曾点校. 红楼梦［M］. 河南：中州古籍出版社，1994：175-183.

［3］贾所学. 药品化义［M］. 北京：学苑出版社，2011：74.

［4］吴仪洛辑；李志庸，廖俊翔，支济靓注. 成方切用［M］. 北京：中医古籍出版社，2013：259-260.

［5］孙彦敏. 治小儿脱肛验方［J］. 新中医，2005，（6）：7.

［6］吴昆著；洪青山校注. 医方考［M］. 北京：中国中医药出版社，2007：133.

［7］王怀隐等编. 太平圣惠方［M］. 北京：人民卫生出版社，1958：2532.

［8］李时珍著；黄志杰，胡永年编. 本草纲目中药学［M］. 辽宁：辽宁科学技术出版社，2006：513-514.

［9］陈嘉谟撰；王淑民等点校. 本草蒙筌［M］. 北京：人民卫生出版社，1988：41.

［10］沐之. 神农本草经彩色图鉴［M］. 北京：北京联合出版公司，2015：24.

［11］董东梅，常诚. 健忘中医论治探讨［J］. 辽宁中医杂志，2017，（5）：945.

［12］孙思邈著；李景荣等校释. 千金翼方校释［M］. 北京：人民卫生出版社，1998：232.

［13］陈士铎. 本草新编［M］. 北京：中国中医药出版社，2008：58-59.

［14］王孟英. 随息居重订霍乱论［M］. 北京：中国中医药出版社，2008：136.

［15］沐之. 神农本草经彩色图鉴［M］. 北京：北京联合出版公司，2015：65.

［16］佚名. 全本黄帝内经［M］. 云南：云南教育出版社，2010：346.

［17］贾所学. 药品化义［M］. 北京：学苑出版社，2011：61.

［18］曹炳章编；裘沛然总审. 中国医学大成/五十/圣济总录篹要/卷十二［M］. 上海：上海科学技术出版社，1990：8.

［19］李克光. 金匮要略讲义［M］. 上海：上海科学技术出版社，1985：73.

［20］陶弘景. 名医别录［M］. 北京：中国中医药出版社，2013：36.

［21］李丹，柴福珍. 酸枣小考［J］. 农业考古，2017，（1）：186-189.

［22］陶弘景. 名医别录［M］. 北京：中国中医药出版社，2013：15.

［23］南京中医药大学. 中药大词典［M］. 上海：上海科学技术出版社，2014：2765.

［24］佚名. 全本黄帝内经［M］. 云南：云南教育出版社，2010：132.

［25］佚名. 全本黄帝内经［M］. 云南：云南教育出版社，2010：347.

［26］许叔微. 普济本事方［M］. 北京：中国中医药出版社，2007：2.

［27］马子密，傅延龄. 历代本草药性汇解［M］. 北京：中国医药科技出版社，2002：53.

［28］南京中医药大学. 中药大词典［M］. 上海：上海科学技术出版社，2014：2072.

［29］南京中医药大学. 中药大词典［M］. 上海：上海科学技术出版社，2014：2071.

［30］黄宫绣著；王淑民校注. 本草求真［M］. 北京：中国中医药出版社，1997：104.

［31］佚名. 全本黄帝内经［M］. 云南：云南教育出版社，2010：495.

［32］沐之. 神农本草经彩色图鉴［M］. 北京：北京联合出版公司，2015：208.

［33］李克光. 金匮要略讲义［M］. 上海：上海科学技术出版社，1985：262.

［34］陶弘景. 名医别录［M］. 北京：中国中医药出版社，2013：100.

［35］张山雷. 本草正义［M］. 山西：山西科学技术出版社，2013：122-123.

［36］曹炳章编；裘沛然总审. 中国医学大成/五十/圣济总录纂要/卷十六［M］. 上海：上海科学技术出版社，1990：45.

［37］沐之. 神农本草经彩色图鉴［M］. 北京：北京联合出版公司，2015：286.

［38］陶弘景. 名医别录［M］. 北京：中国中医药出版社，2013：163.

［39］曹炳章编；裘沛然总审. 中国医学大成/四七/珍珠囊补遗药性赋/卷二/主治指掌［M］. 上海：上海科学技术出版社，1990：18-19.

［40］陈士铎. 本草新编［M］. 北京：中国中医药出版社，2008：241.

［41］唐慎微. 证类本草［M］. 上海：上海古籍出版社，1991：1045.

［42］孔子著；沐言非校. 诗经图解详析［M］. 北京：北京联合出版公司，2014：128.

［43］马子密，傅延龄. 历代本草药性汇解［M］. 北京：中国医药科技出版社，2002：77.

［44］吴瑭. 温病条辨［M］. 北京：人民卫生出版社，2005：17-20.

［45］彭子益著；李可校. 圆运动的古中医学［M］. 北京：中国中医药出版社，2007：41-72.

［46］王怀隐等编. 太平圣惠方［M］. 北京：人民卫生出版社，1958：2044.

［47］钱乙. 小儿药证直诀［M］. 北京：中国中医药出版社，2008：51.

［48］程磐基. 伤寒微旨论探微［J］. 上海中医药杂志，2007，（10）：64-66.

［49］刘昉. 幼幼新书［M］. 北京：人民卫生出版社，1987：253.

［50］刘景源点校. 太平惠民和剂局方［M］. 北京：人民卫生出版社，1985：308.

［51］朱震亨. 丹溪心法［M］. 北京：北京市中国书店出版社，1986：318.

［52］张宗良著；熊大经点校. 喉科指掌［M］. 北京：人民卫生出版社，1989：8.

［53］吴瑭. 温病条辨［M］. 北京：人民卫生出版社，2005：24-26.

［54］陈士铎. 本草新编［M］. 北京：中国中医药出版社，2008：132.

［55］陶弘景. 名医别录［M］. 北京：中国中医药出版社，2013：189.

［56］陈直著；陈可冀，李春生评注. 养老奉亲书［M］. 上海：上海科学技术出版社，1988：102.

［57］南京中医药大学. 中药大词典［M］. 上海：上海科学技术出版社，2014：1301.

［58］李克光. 金匮要略讲义［M］. 上海：上海科学技术出版社，1985：88.

［59］吴瑭. 温病条辨［M］. 北京：人民卫生出版社，2005：22-23.

［60］佚名. 全本黄帝内经［M］. 云南：云南教育出版社，2010：40.

［61］郭霞珍，王志飞，孙彩霞. 雷公炮制药性解评注［M］. 北京：人民军医出版社，2011：120.

［62］南京中医药大学. 中药大词典［M］. 上海：上海科学技术出版社，2014：2350.

［63］沐之. 神农本草经彩色图鉴［M］. 北京：北京联合出版公司，2015：132.

［64］黄元御撰；伍悦点校. 长沙药解［M］. 北京：学苑出版社，2011：112.

［65］陈士铎. 本草新编［M］. 北京：中国中医药出版社，2008：194.

［66］陈盈霖. 孙曼之中医讲演录［M］. 辽宁：辽宁科学技术出版社，2016：106.

［67］佚名. 全本黄帝内经［M］. 云南：云南教育出版社，2010：41.

［68］孙曼之. 孙曼之伤寒论讲稿［M］. 北京：中国中医药出版社，2014：19.

［69］沐之. 神农本草经彩色图鉴［M］. 北京：北京联合出版公司，2015：376.

［70］沐之. 神农本草经彩色图鉴［M］. 北京：北京联合出版公司，2015：371.

［71］ 王好古著；竹剑平主校. 汤液本草［M］. 北京：中国中医药出版社，2008：74.

［72］ 陶弘景. 名医别录［M］. 北京：中国中医药出版社，2013：198.

［73］ 佚名. 全本黄帝内经［M］. 云南：云南教育出版社，2010：501.

［74］ 佚名. 全本黄帝内经［M］. 云南：云南教育出版社，2010：223.

［75］ 沐之. 神农本草经彩色图鉴［M］. 北京：北京联合出版公司，2015：264.

［76］ 李克光. 金匮要略讲义［M］. 上海：上海科学技术出版社，1985：243.

［77］ 孙曼之. 孙曼之伤寒论讲稿［M］. 北京：中国中医药出版社，2014：172.

［78］ 黄宫绣著；王淑民校注. 本草求真［M］. 北京：中国中医药出版社，1997：231.

［79］ 佚名. 全本黄帝内经［M］. 云南：云南教育出版社，2010：293.

［80］ 李克光. 金匮要略讲义［M］. 上海：上海科学技术出版社，1985：244.

［81］ 马子密，傅延龄. 历代本草药性汇解［M］. 北京：中国医药科技出版社，2002：310.

［82］ 孙思邈著；李景荣等校释. 备急千金要方校释［M］. 北京：人民卫生出版社，1998：199.

［83］ 杜文燮. 药鉴［M］. 山西：山西科学技术出版社，2012：159.

［84］ 马子密，傅延龄. 历代本草药性汇解［M］. 北京：中国医药科技出版社，2002：312.

［85］ 吕景山. 施今墨对药［M］. 北京：人民军医出版社，1996：80.

［86］ 李克光. 金匮要略讲义［M］. 上海：上海科学技术出版社，1985：222.

［87］ 陶弘景. 名医别录［M］. 北京：中国中医药出版社，2013：96.

［88］ 张元素，李东垣. 药性赋［M］. 北京：学苑出版社，2013：4.

［89］ 马子密，傅延龄. 历代本草药性汇解［M］. 北京：中国医药科技出版社，2002：143.

［90］ 杜文燮. 药鉴［M］. 山西：山西科学技术出版社，2012：117.

［91］ 张敏，于春泉. 交泰丸抗抑郁作用的研究进展［J］. 天津中医药，2012，（1）：101-104.

[92] 张元素. 医学启源[M]. 北京：中国中医药出版社，2007：111.

[93] 李时珍著；黄志杰，胡永年编. 本草纲目中药学[M]. 辽宁：辽宁科学技术出版社，2006：77-78.

[94] 张山雷. 本草正义[M]. 山西：山西科学技术出版社，2013：54.

[95] 陶弘景. 名医别录[M]. 北京：中国中医药出版社，2013：255.

[96] 李克光. 金匮要略讲义[M]. 上海：上海科学技术出版社，1985：268.

[97] 张元素. 医学启源[M]. 北京：中国中医药出版社，2007：104.

[98] 吴仪洛辑；李志庸，廖俊翔，支济靓注. 成方切用[M]. 北京：中医古籍出版社，2013：178-179.

[99] 马子密，傅延龄. 历代本草药性汇解[M]. 北京：中国医药科技出版社，2002：695.

[100] 佚名. 全本黄帝内经[M]. 云南：云南教育出版社，2010：293.

[101] 沐之. 神农本草经彩色图鉴[M]. 北京：北京联合出版公司，2015：199.

[102] 孙曼之. 孙曼之伤寒论讲稿[M]. 北京：中国中医药出版社，2014：112.

[103] 马子密，傅延龄. 历代本草药性汇解[M]. 北京：中国医药科技出版社，2002：95.

[104] 郭霞珍，王志飞，孙彩霞. 雷公炮制药性解评注[M]. 北京：人民军医出版社，2011：141.

[105] 马子密，傅延龄. 历代本草药性汇解[M]. 北京：中国医药科技出版社，2002：97.

[106] 陶弘景编；尚志钧，尚元胜辑校. 本草经集注[M]. 北京：人民卫生出版社，1994：214.

[107] 马子密，傅延龄. 历代本草药性汇解[M]. 北京：中国医药科技出版社，2002：536.

[108] 马子密，傅延龄. 历代本草药性汇解[M]. 北京：中国医药科技出版社，2002：539.

［109］沐之. 神农本草经彩色图鉴［M］. 北京：北京联合出版公司，2015：44.

［110］朱熹撰；姜燕点校. 宋刊周易本义［M］. 北京：学苑出版社，2014：155.

［111］佚名. 全本黄帝内经［M］. 云南：云南教育出版社，2010：25.

［112］陶弘景. 名医别录［M］. 北京：中国中医药出版社，2013：29.

［113］孙思邈著；李景荣等校释. 千金翼方校释［M］. 北京：人民卫生出版社，1998：34.

［114］苏颂撰；尚志钧辑校. 本草图经［M］. 安徽：安徽科学技术出版社，1994：95.

［115］张山雷. 本草正义［M］. 山西：山西科学技术出版社，2013：98.

［116］蔺道人. 仙授理伤续断秘方［M］. 北京：人民卫生出版社，1957：78.

［117］杨士瀛. 仁斋直指方［M］. 上海：上海第二军医大学出版社，2006：68.

［118］陈士铎. 本草新编［M］. 北京：中国中医药出版社，2008：55.

［119］张山雷. 本草正义［M］. 山西：山西科学技术出版社，2013：100.

［120］陶弘景. 名医别录［M］. 北京：中国中医药出版社，2013：64-65.

［121］贾思勰. 齐民要术［M］. 江苏：江苏广陵古籍刻印社，1998：340.

［122］周岩. 本草思辨录［M］. 北京：人民卫生出版社，1960：154.

［123］曹炳章. 增订伪药条辨［M］. 福建：福建科学技术出版社，2004：117-118.

［124］向佳. 水火相济·陈修园参悟天地造化［N］. 中国中医药报，2011-06-29(8).

［125］张从正著；余瀛鳌等编选. 儒门事亲集要［M］. 辽宁：辽宁科学技术出版社，2007：47.

［126］沐之. 神农本草经彩色图鉴［M］. 北京：北京联合出版公司，2015：185.

［127］马子密，傅延龄. 历代本草药性汇解［M］. 北京：中国医药科技出版社，2002：748.

[128] 吕佐娜. 丝绸路上的枸杞文化[J]. 丝绸之路, 2013, (2): 94-95.

[129] 沐之. 神农本草经彩色图鉴[M]. 北京: 北京联合出版公司, 2015: 134.

[130] 钱乙. 小儿药证直诀[M]. 北京: 中国中医药出版社, 2008: 46-47.

[131] 吴瑭. 温病条辨[M]. 北京: 人民卫生出版社, 2005: 209.

[132] 沐之. 神农本草经彩色图鉴[M]. 北京: 北京联合出版公司, 2015: 147.

[133] 马子密, 傅延龄. 历代本草药性汇解[M]. 北京: 中国医药科技出版社, 2002: 361.

[134] 陶弘景. 名医别录[M]. 北京: 中国中医药出版社, 2013: 52.

[135] 沐之. 神农本草经彩色图鉴[M]. 北京: 北京联合出版公司, 2015: 190.

[136] 寇宗奭撰; 颜正华等点校. 本草衍义[M]. 北京: 人民卫生出版社, 1990: 115-116.

[137] 沐之. 神农本草经彩色图鉴[M]. 北京: 北京联合出版公司, 2015: 267.

[138] 马子密, 傅延龄. 历代本草药性汇解[M]. 北京: 中国医药科技出版社, 2002: 78.

[139] 马子密, 傅延龄. 历代本草药性汇解[M]. 北京: 中国医药科技出版社, 2002: 785.

[140] 马子密, 傅延龄. 历代本草药性汇解[M]. 北京: 中国医药科技出版社, 2002: 360.

[141] 佚名. 全本黄帝内经[M]. 云南: 云南教育出版社, 2010: 341.

[142] 李克光. 金匮要略讲义[M]. 上海: 上海科学技术出版社, 1985: 221.

[143] 沐之. 神农本草经彩色图鉴[M]. 北京: 北京联合出版公司, 2015: 267.

[144] 马子密, 傅延龄. 历代本草药性汇解[M]. 北京: 中国医药科技出版社, 2002: 341.

［145］贾所学. 药品化义［M］. 北京：学苑出版社，2011：79.

［146］马子密，傅延龄. 历代本草药性汇解［M］. 北京：中国医药科技出版社，2002：622.

［147］贾所学. 药品化义［M］. 北京：学苑出版社，2011：46.

［148］马子密，傅延龄. 历代本草药性汇解［M］. 北京：中国医药科技出版社，2002：623.

［149］许叔微. 普济本事方［M］. 北京：中国中医药出版社，2007：92.

［150］张锡纯. 医学衷中参西录中药解读［M］. 河北：河北科学技术出版社，2007：141.

［151］沐之. 神农本草经彩色图鉴［M］. 北京：北京联合出版公司，2015：328-329.

［152］李克光. 金匮要略讲义［M］. 上海：上海科学技术出版社，1985：67-69.

［153］马子密，傅延龄. 历代本草药性汇解［M］. 北京：中国医药科技出版社，2002：481.

［154］马子密，傅延龄. 历代本草药性汇解［M］. 北京：中国医药科技出版社，2002：479.

［155］陶弘景. 名医别录［M］. 北京：中国中医药出版社，2013：20.

［156］沐之. 神农本草经彩色图鉴［M］. 北京：北京联合出版公司，2015：35.

［157］张元素. 医学启源［M］. 北京：中国中医药出版社，2007：103.

［158］马子密，傅延龄. 历代本草药性汇解［M］. 北京：中国医药科技出版社，2002：735.

［159］沐之. 神农本草经彩色图鉴［M］. 北京：北京联合出版公司，2015：183.

［160］陶弘景. 名医别录［M］. 北京：中国中医药出版社，2013：58.

［161］李克光. 金匮要略讲义［M］. 上海：上海科学技术出版社，1985：58.

［162］李克光. 金匮要略讲义［M］. 上海：上海科学技术出版社，1985：67-69.

［163］李克光. 金匮要略讲义［M］. 上海：上海科学技术出版社，1985：193.

［164］孙曼之. 孙曼之伤寒论讲稿［M］. 北京：中国中医药出版社，2014：64.

［165］孙曼之. 孙曼之伤寒论讲稿［M］. 北京：中国中医药出版社，2014：70-71.

［166］南京中医药大学. 中药大词典［M］. 上海：上海科学技术出版社，2014：753.

［167］刘若金著；郑怀林等校注. 本草述校注［M］. 北京：中医古籍出版社，2005：629.

［168］许慎著；汤可敬译注. 说文解字/一［M］. 北京：中华书局，2018：96.

［169］陶弘景. 名医别录［M］. 北京：中国中医药出版社，2013：130.

［170］杨晓. 试述中药方剂中的生姜配大枣［J］. 甘肃中医，2004，（02）：31-32.

［171］吴仪洛辑；窦钦鸿，曲京峰点校. 本草从新［M］. 北京：人民卫生出版社，1990：178.

［172］李梃辑；金嫣莉注. 医学入门［M］. 北京：中国中医药出版社，1995：187.

［173］喻昌著；赵俊峰点校. 医门法律［M］. 北京：中国古籍出版社，2002：66.

［174］缪希雍著；成莉校注. 炮制大法［M］. 北京：中国医药科技出版社，2012：14.

［175］中华人民共和国药政管理局编. 全国中药炮制规范［M］. 北京：人民卫生出版社，1988：3-4.

［176］李克光. 金匮要略讲义［M］. 上海：上海科学技术出版社，1985：95-97.

［177］孙曼之. 孙曼之伤寒论讲稿［M］. 北京：中国中医药出版社，2014：77.

［178］孙曼之. 孙曼之伤寒论讲稿［M］. 北京：中国中医药出版社，2014：58.

［179］张山雷. 本草正义［M］. 山西：山西科学技术出版社，2013：254-255.

［180］孙曼之. 孙曼之伤寒论讲稿［M］. 北京：中国中医药出版社，2014：39-40.

［181］孙曼之. 孙曼之伤寒论讲稿［M］. 北京：中国中医药出版社，2014：58.

［182］李克光. 金匮要略讲义［M］. 上海：上海科学技术出版社，1985：63.

［183］倪朱谟编著；郑金生，甄雪燕，杨梅香点校. 本草汇言［M］. 北京：中国古籍出版社，2005：252.

［184］佚名. 全本黄帝内经［M］. 云南：云南教育出版社，2010：363.

［185］沐之. 神农本草经彩色图鉴［M］. 北京：北京联合出版公司，2015：56.

［186］陶弘景. 名医别录［M］. 北京：中国中医药出版社，2013：39.

［187］李时珍著；黄志杰，胡永年编. 本草纲目中药学［M］. 辽宁：辽宁科学技术出版社，2006：198.

［188］陈嘉谟撰；王淑民等点校. 本草蒙筌［M］. 北京：人民卫生出版社，1988：60.

［189］佚名. 全本黄帝内经［M］. 云南：云南教育出版社，2010：31.

［190］张景岳. 景岳全书［M］. 山西：山西科学技术出版社，2006：274.

［191］赵学敏. 串雅内编［M］. 北京：人民卫生出版社影印，1956：22.

［192］张锡纯著；王云凯，杨医亚，李彬之校点. 医学衷中参西录/上册［M］. 河北：河北科学技术出版社，1985：137.

［193］严洁，施雯，洪炜纂；郑金生整理. 得配本草［M］. 北京：人民卫生出版社，2007：107.

［194］陶弘景. 名医别录［M］. 北京：中国中医药出版社，2013：44.

［195］孙曼之. 孙曼之伤寒论讲稿［M］. 北京：中国中医药出版社，2014：115.

[196] 孙曼之. 孙曼之伤寒论讲稿[M]. 北京：中国中医药出版社，2014：122.

[197] 李克光. 金匮要略讲义[M]. 上海：上海科学技术出版社，1985：182.

[198] 吴谦. 御纂医宗金鉴[M]. 北京：人民卫生出版社，1963：270-271.

[199] 张山雷. 本草正义[M]. 山西：山西科学技术出版社，2013：116.

临证杂谈篇

中医缓解视疲劳的智慧

《灵枢·大惑论》曰："五脏六腑之精气，皆上注于目而为之精。"[1] 就是说明亮的双眸如点漆，亦好似枝头之花朵，非有气血充盈之身体而不可得。血为气之母，血虚气亦虚，若禀赋不足或久视耗血，则神光不能发越于远处，乃成近视之症。巢元方在《诸病源候论·目病诸候》中指出："夫目不能远视者，由目为肝之外候，腑脏之精华，若劳伤腑脏，肝气不足，兼受风邪，使精华之气衰弱，故不能远视。"[2] 傅仁宇亦认为："久视伤睛成近觑。"[3] 古今历代医家对本病多有阐发，其辨证以过用目力、视远模糊为要，相当于西医之近视。

中医的理论精髓"治未病"，着眼点在防患于未然，即不可待生病或症著后才去求医，而应未雨绸缪，预防疾病的发生才是王道。故对于近视的预防，首先当从儿童做起，平素注意用眼卫生，及时调整身体以平衡脏腑阴阳，劳逸结合，避免用眼疲劳，借以保护眼睛、提高视力。

外治，如针灸、按摩相关经络及眼眶周围穴位，皆有通气血、调节恢复视力之效。局部取穴如瞳子髎、鱼腰、攒竹、睛明、承泣、丝竹空、四白、风池等；远端常取合谷、太冲、三阴交、太溪、血海、足三里、肝俞、胆俞等，当然，临证还需结合四诊详细辨证后取穴。

内调，传统中药成方皆为针对脏腑的调养，如补肾磁石丸、金髓煎丸、地芝丸、定志丸等，用于肝肾不足所致眼目昏暗、远视不明、久视乏力、时见黑花之症，常服能滋阴益水、祛风助目，现多用于假性近视或屈光不正。

又据《神农本草经》所示："决明子治青盲（青盲是外观正常，但不见物），目淫肤赤白膜（由风热肝火而致眼中分泌物过多、眼睑红赤或眼睑溃烂及白色翳膜之症），眼赤痛泪出，久服益精光。"[4] 决明子为豆科植物决明或小决明的干燥成熟种子，其味甘苦而咸，性微寒，入肝、肾、大肠经，具通便利水、清肝明目、降脂益肾之功而名之。

用于视力减退：以决明子、枸杞子各9克，菊花5克，开水冲泡代茶饮，每日1次；

治眼补肝、除暗明目：决明子、蔓荆子等量，捣细罗为散，每以温水调下6克，食后及临睡服；

治目赤肿痛：取决明子炒黄研细末，茶水调敷两侧太阳穴，每日3~5次。

《太平圣惠方》所载驻景丸，[5] 方中熟地黄补肝滋肾，菟丝子益精强阴，以车前子利水而泻肝肾之热邪，利小便而不走气，则补药更为得力。目为肝之外候，目得肝血而能视，肾精上注则目明，故用于心肾俱虚、肝血不足、下元虚惫所致之视物不清，如纱遮睛等症，久服补肝肾、增目力，从而可使外界美景能常驻于目，故名。

西医对于近视的诊断比较明确，认为除遗传因素外，主要是由于用眼不当所致视力调节疲劳，久则使眼球前后轴变长，平行光线经眼的屈光系统折射后，焦点落在视网膜之前而成近视。其预防在于注意用眼卫生，如避免光线太强或太暗、用眼过度等。可配戴眼镜使光点后移，聚焦在视网膜上而形成清晰图像；也可用手术方法改变眼睛的屈光状态，使外界物体在视网膜上清晰成像，从而改善视力。

综上，无论西医还是中医，最核心的，实际上还是预防近视的发生。一般造成近视的常见原因如视物距离太近、用眼过度疲劳、照明光线太强或太弱，坐车、走路时看书或手机成瘾、遗传等。再者，如确定为假性近视，不可急于配镜，当先以中医调理并保持良好的用眼卫生，科学规划，力行视力恢复方案，以防最终发展为真性近视。

治疗失眠必先求本

现今失眠的人越来越多，入睡异常艰难，纵然勉强入睡，也是稍有动静即醒，次日呵欠连连，精神、注意力显降，要是变换新环境则更甚，从而好生羡慕那些"一挨枕头就着"的人。

由多种因素所致的情绪紧张、不安、郁闷、兴奋，如工作、生活和学习上的压力及在睡前喝咖啡、饮酒、品茶等，皆可引起失眠。我们中医在临证时，从病因论，可分为多种不同因素所致之失眠，治则须当在解决主证之基础上虑及失眠，方可迅速达效。周慎斋指出："见病医病，医家大忌。病有标本，多有本病不现而标病现者，或标本相反不相符者，若见一症即医一症，必然有失，唯见一症，而能求其症之所以然，则本可识矣。"[6]

治病求本，其要在于辨证施治，失眠常见证型及辨治方法简述如下：

1. 阴虚不足以涵阳而致不寐

阴虚多生内热，其表现为失眠多梦、性躁健忘、五心烦热、口干咽燥、尿少便干等；妇人经少或闭经，形体消瘦；肤干发枯，舌瘦红，脉细数。

肝阴不足，三阴煎为治：当归、熟地、炙甘草、白芍、酸枣仁、人参。用以营虚失血、血不养筋、夜眠时腿抽筋、夜寐少安、疟疾汗多、邪散但热不止者。

心经有热，水不制火，二阴煎为治：生地、麦冬、酸枣仁、生甘草、玄参、黄连、茯苓、木通。用以惊狂失志、多语爱笑、喜怒无常者。

脾阴亏损，五阴煎为治：熟地、炒山药、白扁豆、炙甘草、茯苓、白芍、五味子、人参、炒白术。用以脾虚失血、或溏泄未甚者。

保肺清金、滋阴生津，四阴煎为治：生地、麦冬、白芍、百合、沙参、生甘草、茯苓。用以津枯烦渴、咳嗽、吐衄、多热者。

滋阴补肾、清热降火，一阴煎为治：生地黄、白芍、麦门冬、丹参、熟地、川牛膝、生甘草。用以肾水真阴虚损而脉证多阳、虚火发热、月经愆期稀少、闭经等属水亏火胜者。

2. 肝郁化火、痰热内扰而致不寐

情志不遂，肝气郁结化火，邪火扰动心神而不安，龙胆泻肝汤为治：龙胆草、炒黄芩、炒栀子、木通、车前子、北柴胡、当归、生地、生甘草。可酌加茯神、龙骨、牡蛎镇心安神。用以急躁易怒、眠艰多梦，伴有头昏脑涨、目赤耳鸣、口干而苦、便秘溲赤、舌红苔黄、脉弦数者。

痰热内扰为阻，经久不寐，黄连温胆汤为治：半夏、炒陈皮、竹茹、茯苓、炒枳实、炒黄连。用以失眠、胸闷心烦、呕恶、嗳气，伴头重目眩、口苦、舌红苔黄腻、脉滑数者。有实热顽痰、彻夜不寐、大便秘结者，可用礞石滚痰丸降火泻热、逐痰安神。

3. 胃不和则卧不安

《素问·逆调论篇》曰："不得卧而息有音者，是阳明之逆也。"[7] 张石顽在《张氏医通·不得卧》中认为："脉滑数有力不得卧者，中有宿滞痰火，此为胃不和则卧不安。"[8] 或由过食肥甘厚味，酿生痰热，扰动心神而不眠，保和丸为治：炒山楂、炒神曲、炒麦芽、半夏、炒陈皮、茯苓、莱菔子、连翘。用以不寐、脘腹胀满、胸闷嗳气、嗳腐吞酸，或见恶心呕吐、大便不爽、舌苔腻、脉滑者。

4. 气血两虚、健忘失眠

心血空虚、卧不安者，多由思虑太过，神不藏也，归脾汤为治：人参、炒白术、黄芪、炙甘草、当归、远志、酸枣仁、茯神、龙眼肉、木香。用以多梦易醒、心悸健忘、神疲食少、头晕目眩、四肢倦怠、面色少华、舌淡苔薄、脉细无力者。黄宫绣在《本草求真》中称："血属有形，凡有形之物，必赖无形之气以为之宰，故参、芪最为生血要药。"[9]

失眠病因虽多，但以阴虚、情志影响、痰热、胃气失和等最为常见，有部分阳性指征不著、屡治而不得者，古今常用名方也时获良效。

如被誉为"失眠第一方"之半夏秫米汤：方中半夏，夏天过半而强施收藏之令，善引浮阳提前入阴归根；秫米多指小黄米或高粱，取谷物其汁浆滑润、捷利之意，载阳而入阴；炊以苇薪火者，得芦苇中空之性而益通达；流水千里以外，扬之万遍者，流长源远，以增其阳动之性，实若东垣补中益气汤之陈皮，披荆斩棘而开路之意。故《灵枢·邪客》称："饮以半夏汤一剂，阴阳已通，其卧立至。"

次如易医大家韩懋观《易》而悟，立方专治心火偏亢、心肾不交、怔忡失眠之交泰丸[10]。天气向上，地气向下，形成阴阳背离、天地不交之否卦。黄连苦寒，入手少阴心经；肉桂辛热，入足少阴肾经；取肉桂一钱以应天一，得黄连六钱以应地六，其意为：天一生水，地六成之，从而改否为泰，使阴阳交合，故名交泰丸（本方在原书中有方无名，现据王士雄《四科简效方·安神》补：生川连五钱、肉桂心五分，研细，白蜜为丸，空心淡盐汤下，治心肾不交、怔忡无寐，名交泰丸）。

交泰丸以降火为王，属引导之剂，径引浮越之火降而归元，心肾相交，水火既济，夜寐不宁诸症自远矣。陈士铎在《本草新编》中云："黄连入心，肉桂入肾。凡人日夜之间，必心肾相交，而后水火始得既济，火水两分，而心肾不交。心不交于肾，则日不能寐；肾不交于心，则夜不能寐矣。黄连与肉桂同用，则心肾交于顷刻，如何梦之不能安？"[11]

又，《范文甫专辑》论不寐：苦不寐，百药不能治，召余处方，以百合一两、紫苏叶三钱，二味煎服，三帖而安。有问：此治不寐而效，本自何书？余曰：我尝种百合花，见其朝开暮合，又种紫苏，见其叶朝仰暮垂，取其意而用之，不意其得效之速。[12]

失眠本身是一种结果，故寻治其因最为关键，切不可一见失眠，即内调用酸枣仁、夜交藤、合欢皮，外治就神门、三阴交、百会、心俞等诸如此类。所以，真正的高手明家临证时，很多时候，是无法单从其内调外治的处方上看出对治何症的。

小儿积食与鼻炎的关系

在日常门诊临证中，时有年轻父母带孩子来看鼻炎，观其舌红苔黄厚腻，有口臭，手心潮热，询脘腹胀满、大便秽臭或黏滞不利等，以积食论治，常投枳实导滞丸、保和丸或叶氏茯苓饮（茯苓、半夏、陈皮、黄连、杏仁、枳实）加减；若伴有晕车、易外感、闻油烟味恶心、大便头干等症状，则以肺热虑及，藿麻杏石甘汤、桑杏汤加减为方，往往能几剂而安。但也有个别家长说孩子中西药没少吃，刚用手机查了，请一定要多加些专治鼻炎的药才行。

鼻炎实质上是一种结果的表现，而非发病原因。就像我们最常见的发烧也是结果，体内有郁热（现代医学称炎症）才是原因。很奇怪，大家都知道小孩发烧时除了降体温，最主要还是消炎（中医或称清郁散火），但为什么得了鼻炎就只想治疗鼻塞、多涕等结果，而不去重视产生鼻炎的原因呢？

早在八百年前，刘完素就于《素问玄机原病式》中指出："鼽（qiú）者，鼻出清涕也……或言鼽为肺寒者，误也。彼但见鼽嚏鼻窒，冒寒则甚，遂以为然，岂知寒伤皮毛，则腠理闭密，热极怫郁，而病愈甚也。"[13] 小孩鼻炎更是以实热证居多，一是过食厚味香燥、炙煿之物，蕴积化热所成；一为过度保暖（有一种冷是妈妈觉得冷），或外邪袭表，郁而化热，肺失宣肃所致。

俗语称："要想小儿安，三分饥和寒。"积食所致的鼻炎，除了鼻塞、多涕、打喷嚏外，常伴有口臭、胃腹胀满不适、睡眠不安和手足心潮热等症，甚者可致发烧。积食主要是由于小孩饮食过量，损伤脾胃，中焦积滞而土不生金，肺失宣降，故见嗳气反酸、腹部胀满、大便头干或不尽感、鼻塞、多涕、喷嚏等。《素问玄机原病式·六气为病》中称："肺为鼻窍，痒为火化，心火邪热干于阳明，发于鼻而痒则嚏也。"[14] 鼻炎现常被认为是过敏，春木之季为鼻炎的高发期，常因花粉、灰尘、外感引发的流涕、喷嚏等症。就好比一块木板上长满了黄、黑、绿三种菌毛，研究如何杀灭每一种菌毛只是治标，而深究木板为什么会长菌（因潮湿）及其解决办法（如燥湿）才是治本。所以治疗实证鼻炎，现代医学的抗过敏，中医常用的揉迎香、合谷，用辛夷花熬水喝，鼻孔塞鹅不食草，香油炒苍耳子滴鼻等，都可取得一定疗效，但其核心还多是消积食、清肺热、解表闭。

因吃肉所致积食，以山楂炒焦研成细末，每次10克，用温开水送服，每日2次；因面食致积，用神曲10克、莱菔子10克、炒麦芽10克，水煎服，每日1次；吃生冷瓜果所致胀满，取丁香1克、神曲5克，泡水代茶饮。

消积食、清肺热亦可配合一些外用手法：如捏脊，患儿俯卧，家长以两手拇指、食指和中指捏其脊柱及两侧，随捏随提，由下而上6~8遍，每晚1次；揉中脘，剑突下与肚脐连线的中点，家长以手掌根顺时针旋转按揉之，早晚各1次；清肺经，取无名指，由指根向指腹方向轻推5~10分钟。

金元四大家之一的李东垣，在《东垣试效方·卷五》

中指出："若因饥饱劳役损伤脾胃，生发之气既弱，其营运之气不能上升，邪害空窍，故不利而不闻香臭也。"[15] 可见，如果肺脏调和，则鼻气通利而可知香臭；若脏腑气机升降枢纽之脾胃失司，则邪气乘于太阴肺经，郁积于鼻窍，津液壅塞，鼻气不能宣调而嚏，故不知香臭，而为齆（wèng，鼻孔堵塞而发音不清）。因此，我们想治鼻炎，自是要调肺，理肺之前，当须先顾及脾胃中焦之气才是根本。

脾病补、胃气不降治以消

在《素问·太阴阳明论》中，黄帝问：足太阴、足阳明互为表里，是脾胃所属之经脉，为何其所生疾病有所不同？岐伯回答说：足太阴脾属阴经，足阳明胃是阳经。阳者，犹如天气，卫护于人身之外；阴者，就像地气，营养人身于内。所以阳气性刚而多实，阴气则柔顺易虚。[16] 张景岳认为："阳刚阴柔也。又外邪多有余，故阳道实；内伤多不足，故阴道虚。"[17] 察医圣仲景之六经辨证，以太阴、厥阴、少阴多虚多寒，阳明、少阳、太阳多实多热，故临证时，太阴脾之病多以补益为主，阳明胃之疾则常从泻实为要。

脾五行属土，位处中焦，在五脏阴阳中属阴中之至阴。脾气和，则可"居中央，灌四傍"，即裨益诸脏，以气血、津液滋养心肺肝肾及至四肢、九窍、百骸。若虚则生寒，足令人心腹胀满、水谷不消、嗳气吞酸、食辄呕吐、霍乱泄利、四肢沉重、多思气结、恶闻人声等，故脾虚补养之法，实不可缓也。

脾气虚

多为饮食失调、劳累过度及忧思、久病损伤所致。常见纳少、腹胀、大便溏薄（或大便先硬后溏，亦有脾虚便秘者）、肢体倦怠、少气懒言、面色萎黄、形体消瘦或浮肿等。脾气虚甚者，失其统摄之权，则血不循经而外逸，如血溢肠内，则随粪便而下，谓之便血；血溢于肌腠皮下，则发为紫癜；如饮食稍不慎，则易呕吐时作、胃纳不佳、脘腹痞闷、口淡不渴、面白少华、倦怠乏力、舌质淡、苔薄白、脉濡弱等，可投人参、炒白术、茯苓、炙甘草、炒陈皮、半夏、砂仁、木香相配，为柯韵伯之香砂六君子汤化裁；大便时溏时泄、完谷不化、食后脘闷不舒、稍进油腻之品则泻、面色萎黄、神疲倦怠、舌淡苔白、脉细弱者，遣以炒白术、人参、茯苓、山药、白扁豆、莲子、薏仁、砂仁、桔梗、炙甘草相伍而成局方参苓白术散化裁；脾气虚者症见气虚下陷，如胃下垂、久泻、脱肛、崩漏、子宫脱垂等，可用黄芪、炒白术、炒陈皮、升麻、柴胡、人参、炙甘草、当归诸药，共奏东垣之补中益气汤化裁。

脾阳虚

常是脾气虚甚或又过食生冷、外寒直中、过用苦寒，久则损伤脾阳，或肾阳不足，火不生土所致。其多见食少、腹胀绵痛、乐温喜按、畏寒怕冷、四肢不温、面白少华或虚浮、口淡不渴、大便溏稀甚则完谷不化，或白带清稀量多、舌淡胖或有齿痕、舌苔白滑、脉沉迟无力。若水饮内停心下、胃中振水有声、胸胁支满、背部寒冷、心悸气短者，茯苓、桂枝、炒白术、炙甘草合方，以成仲景之苓桂术甘汤加减；久痢不愈，因寒积久滞肠中，腹冷隐痛、下痢稀薄而带有黏冻，且遇寒即发等，治宜温中散寒、消积导滞。《备急千金要方·冷痢第八》云："治积久冷痢，先以温脾汤（大黄、桂心、附子、干姜、人参）下之，后以健脾丸（钟乳粉、赤石脂、神曲、大麦芽、当归、黄连、人参、细辛、龙骨、干姜、茯苓、石斛、桂心、附子、蜀椒）补之，未有不效者。"[18]

水肿以腰下为甚，按之凹陷不起，小便不利，此为脾阳不足、气不化水，导致下焦水邪泛滥，可用干姜、附子、白术、茯苓、炙甘草、厚朴、大腹皮、草果仁、木香、木瓜成方，即严用和的实脾饮加减。

脾虚之食疗，平素宜多用具有补脾益气、醒脾开胃之物，如粳米、薏米、栗子、山药、扁豆、大枣、芡实等。食疗方如山药莲子薏米粥，以山药、莲子、薏米煮粥，早、晚服用，常有健脾和胃之效；又如源于明代陈实功的八珍糕，[19] 由党参、茯苓、山药、扁豆、薏仁、芡实、莲子肉等组成，可专治胃肠薄弱、消化不良、食少腹痛、面黄肌瘦、脾虚便溏等症。

胃气不降

胃以降为顺为和。胃气降，肺气亦降，肺气一降，心火亦得以下降。胃气不降，则多现呕吐、呃逆，甚则脘痛。胃气不降的原因，有胃气不足而无力顺降，即饥则心慌、得食则安之胃气虚证，仲景之外台茯苓饮最能击之，径取茯苓、人参、炒白术、炒枳实、炒橘皮、生姜为方是用。据吴谦在《医宗金鉴》中称："上、中二焦气弱，水饮入胃，脾不能输归于肺，肺不能通调水道，以致停积为痰，为宿水。吐之则下，气因而上逆，虚与气结，满不能食，当补益中气，以人参、白术为君；茯苓逐宿水，枳实破诸气为臣；开脾胃，宣扬上焦，发散凝滞，则陈皮、生姜为使。"[20]

胃气不降之实证，如食积停滞、胸脘痞满、腹胀时痛、嗳腐吞酸、厌食呕哕、舌苔厚腻等。胃中水谷久成痰饮，瘀而化热，三焦阻滞不畅终成湿热之势，即丹溪"治一切食积"之保和丸证。[21] 方中山楂酸甘微温，善消油腻肉滞为君；臣以神曲甘辛而温，消食和胃，能化酒食陈腐之积；莱菔子辛甘下气除胀，长于消面食之聚，以宽胸利膈；佐半夏辛温，燥湿化痰、降逆止呕、消痞散结；陈皮辛温理气和中；茯苓甘淡平，益脾利湿；食积停滞、瘀而化热者，更藉连翘甘寒清热以散结。本方虽是消导之剂，但药性平和，故以"保和丸"名之。

脾虚之候与胃实之证，施治核心还在于四诊并重，只有辨证明、靶向准，方能一击而中，从而获得如汤沃雪之功。

关于高血糖病机的思考

中医治病必求其病机，张介宾注《素问·至真要大论》之病机十九条："机者要也，变也，病变所由出。"[22] "机"字繁体为"機"，由"木"与"幾"组成，《说文解字》释义："主发谓之機，从木，几声。"机，本义为弓弩上的发箭机关，蕴含事物发展变化的关键、枢纽、时机、征兆等意。任何疾病，从发生、发展到结束都有连环相应的病机变化，唯有对其进行细致、透彻的分析研究，方能有效地指导临床实践工作。

消渴为传统医学病名，指以多饮、多食、多尿及消瘦、疲乏、尿甜等为主的综合症状。消渴日久，病情失治则现疖、痈、眩晕、胸痹、耳聋目盲、肢体麻疼、肾衰水肿、伤口不愈、中风昏迷等症。现代医学检测其主要特征，一般多为高血糖及尿糖。

血糖高，呈现的是结果，而非发生高血糖的病机。

《素问·奇病论》已明确指出消渴的病因病机："此肥美之所发也，此人必数食甘美而多肥也。肥者，令人内热，甘者令人中满，故其气上溢，转为消渴。"[23] 张景岳则进一步称：消渴病之肇端，皆膏粱肥甘之变、酒色劳伤之过，皆富贵人病之而贫贱者少有。在《古今录验》中，论消渴病有三："一、渴而饮水多，小便数，无脂似麸片甜者，皆是消渴病；二、吃食多，不甚渴，小便少，似有油而数者，此是消中病；三、渴饮水不能多，但腿肿，脚先瘦小，阴痿弱，数小便者，此是肾消病，特忌房劳。"[24] 所以，或肺燥、胃火、肾热并见，或有侧重而成消渴，缺"热"而不成此证，后世三消之分类皆溯源于此。

对血糖高的理解，可喻为：血液布输供给糖分的列车因相火旺而高速行驶（火性急速），车上赈灾物资满载，虽日夜运转却就是难以停下来卸货投放，致使路旁饥肠辘辘的人群（人体脏腑组织等）翘首以盼终不得。"壮火食气"，壮火是亢烈之阳，属病理之火，阳气亢盛则耗损阴精，消蚀人之正气，故血糖高患者所现气虚诸症盖因于此。血液中糖分高，而人体脏腑组织等却处于饥饿状态，由于未能正常消化吸收，造成糖分相对"过剩"。因此，滋其阴，清相火，以缓亢阳而正其道，恢复原本布输供给之能，使人体处于饥饿状态的脏腑组织得养，血糖也必自降，则其诸症亦将远矣。

传统医学对于治疗消渴的文献记载不胜枚举，观诸家之言，其治多成两端，一曰清热，一曰润燥。如《景岳全书·三消干渴》指出："凡治消之法，最当先辨虚实。若察其脉证，果为实火致耗津液者，但去其火则津液自生而消渴自止。若由真水不足，则悉属阴虚，无论上、中、下，急宜治肾，必使阴气渐充，精血渐复，则病必自愈。"[25] 徐春甫在《古今医统大全》中称："夫渴本乎热，而热有内外虚实之分。若传经之热，热甚耗液而为渴者，气分而受邪，当与寒凉淡渗之剂，速清其热，热去而阴生，阴生而渴止矣；若胃虚亡液，阴亏而为渴者，血受病，当与甘温辛酸之剂，滋益其阴，阴生而燥除，燥除而渴已矣。"[26] 程国彭在《医学心悟·三消》中称："治上消者，宜润其肺兼清其胃，二冬汤主之；治中消者，宜清其胃兼滋其肾，生地八物汤主之；治下消者，宜滋其肾兼补其肺，地黄汤、生脉散并主之。"[27]

大医孙思邈在《备急千金要方》中强调："（消渴）其所慎者有三：一饮酒，二房室，三咸食及面。能慎此者，虽不服药而自可无它；不如此者，纵有金丹亦不可救，深思慎之！"[28] 叶天士则认为："心境愁郁，内火自燃，乃消症大病。"[29]

关于消渴愈后的防治，若能远厚味，戒嗜欲，节喜怒，则能病已而不复作。我们传统医学的宝贵经典《黄帝内经》诚示："圣人不治已病治未病。"[30] 治未病，即不断总结和采取相应措施，防止疾病的发生与传变，是中医治疗的最高境界，从而达到治病十全的"上工之术"。

滋水涵木治更年期诸症

《素问·上古天真论》载："七七,任脉虚,太冲脉衰少,天癸竭,地道不通,故形坏而无子也。"[31] 七七四十九岁左右的女性,肾气渐衰,天癸将竭,冲、任二脉枯虚,精血不足,月经渐少而至绝经则无子。如此,肝失所养、疏泄失常、性情乖戾及气滞诸症顿现,如烘热盗汗、精神倦怠、烦躁易怒、欲哭寡言、头晕目眩、耳鸣心悸、失眠健忘、手足心热、肢体肿胀等,其发作次数、时间及病程参差而乏规律可循,统称为绝经前后诸症,等同于西医学之更年期综合征。

绝经前后诸症,当以肝肾阴虚立论,治宜补养肝肾、滋阴降火为要。然古谓"肝无补法"者,缘何?藉张景岳《质疑录》之言:"谓'肝无补法',见肝之病者,尽以伐肝为事,愈疏而愈虚,病有不可胜言矣。故谓'肝无补法'者,以肝气之不可补,而非谓肝血之不可补。"[32]

若肾阴亏损,水不涵木致肝阴虚者,症见头晕耳鸣、两胁胀痛、口苦吞酸、外阴瘙痒、舌红而干、脉弦细等,可与魏柳州一贯煎痛击之:北沙参、麦冬、当归身各9克、生地黄18~45克,枸杞9~18克,川楝子6克。盖肝肾不足,不得濡润滋养脏腑而现本方之症,方中生地黄禀仲冬之气以生,黄者,土之正色,兼得地之和气,故味甘气寒而无毒,

《名医别录》云其苦者，以其兼入心、脾也，乃补肾之要药，益阴血之上品；沙参有南北二种，"北者质坚性寒，南者体虚力微"，其专入肺，甘苦而淡，性寒体轻，能滋肺阴、泄邪热；麦冬乃清凉润泽、凉金泻热、生津除烦、泽枯润燥之物；当归味甘而重，专能补血，其气轻而辛，故又能行血，补中有动，行中有补，诚血中之气药、圣药也；枸杞润而滋补，兼能退热，专于补肾、润肺、生津、益气，为肝肾真阴不足、劳乏内热之补益要药；川楝子者，味苦气寒而降，可泻心火、坚肾水、清肺金、疏肝邪，而畅达气机，能导湿热下走渗道，人但知其有治疝之功，而不知其荡热止痛、清相火之用，藉以引火毒下泄，而烦乱自远矣。张寿颐在《中风斠诠》中称："一贯煎中独加一味川楝，以调肝气之横逆，顺其条达之性，是为涵养肝阴第一良药，凡血液不充，络脉窒滞，肝胆不驯，而变生诸病者，皆可用之。"[33]

治水亏火胜之证，得生地、白芍、麦冬、丹参各 6 克，熟地、牛膝各 9~15 克，甘草 5 克，成张景岳之一阴煎而可为。凡肾水真阴虚损、脉证多阳、虚火发热及阴虚动血等，皆宜用此方加减主之。如火盛躁烦者，配龟甲胶化服；气虚者，伍人参；心虚不眠多汗者，合炒酸枣仁、当归；汗多烦躁者，致五味子或山茱萸；见微火者，遣女贞子；虚火上浮，吐血或衄血不止者，加泽泻、茜草根；如躁烦热甚、大便干结者，用生石膏；如小便热涩者，投炒栀子、木通；如烘热汗出者，与北柴胡 3 克、炒黄芩 4 克。

叶天士指出："肝为刚脏，非柔润不能调和。"[34] 养肝之体，即可以柔肝之用，如此滋水生木，以柔其刚躁之性；清金所以制木，平其狂逆悖冲之乱。一阴一阳谓之道，用药如用兵。昔《黄石公三略》曰："能柔能刚，其国弥光；能弱能强，其国弥彰；纯柔纯弱，其国必削；纯刚纯强，其国必亡。"[35]

又，百合病、脏躁症之治，亦足以鉴之。

仲圣指出："百合病者，百脉一宗，悉致其病也。意欲食，复不能食，常默默，欲卧不能卧，欲行不能行；饮食或有美时，或有不闻食臭时；如寒无寒，如热无热；舌红、口苦，小便赤，诸药不能治，得药则剧吐利，如有神灵者，而身形如和，其脉微数。"心肺之阴有亏而损及百脉，则全身无处不病，症见沉默少言、自言自语、精神恍惚心烦、欲卧不能眠、欲行不能走、食欲时好时差、寒热似有似无，以及口苦、尿赤、脉微数等。其病邪少虚多，属阴虚内热之候，治以补虚清热、养血凉血为要，取百合、地黄成百合地黄汤，是为主方。百合益气而兼利气，养正更能祛邪，色白入肺，清气中之热；地黄其色入足少阴，益肾水，凉心血，除营中之热。如此气血同治，补土清金，百脉俱清，虽有邪气，亦必自下。张璐在《张氏医通》中道："其治法咸用百合为君，以安心补神，能去血中之热，利大小便，导涤瘀积，然必鲜者，始克有济……若不经吐下发汗，但佐生地黄汁以凉血，血凉则热毒解而蕴积自行，故大便出如黑漆矣。"[36]

《金匮要略·妇人杂病脉证并治》载："妇人脏躁，喜悲伤欲哭，象如神灵所作，数欠伸（打呵欠），甘麦大枣汤主之。"仲师进一步指出："邪哭使魂魄不安者，血气少也，血气少者，属于心。"[37] 状如郁证，烦躁、悲忧、喜怒不定者，皆为本病之证候。《素问·举痛论》云："悲则心系急。"[38] 小麦，苦谷也，经言心病宜食麦者，以苦补之，其能和肝阴之客热，而养心液，且有消烦利溲止汗之功，故从践祚之事；甘草、大枣甘以缓其急，缓急则同泻心。盖病本于血，心为血主，肝心为母子之脏，子能令母实，故此方能养厥阴木之气，肝气调，躁去而病归也。顾松园称：甘麦大枣汤以甘润之剂调补脾胃为主，以脾胃为生化气血之源也，血充则躁止，而病自除。

绝经前后诸症，虽以肾阴虚为本，但临床中，常有气郁、湿热、寒热错杂等兼证，故在临证时还须仔细辨别，依法施治是要。

你对湿有多少误解

　　清明，万物皆洁齐而清明，盖时当春风和煦，气清景明，万物皆显，因此得名。此时气候温暖，雨量渐多，潮湿阴冷，传统中医认为湿邪与气候和饮食习惯有较大关系，如喜吃生冷之人，湿多从内生；若气候潮湿或久居水边，则邪从外入。

　　近来，时常看到朋友们用大袋从超市拎赤小豆、薏苡仁回家煲粥喝，都宣称要祛湿，大家为什么突然间全湿气重了呢？实际上，体内真正有湿的人，当有相应的症状表现，一定要辨别清楚了再采取措施，虽已清明时节，但并非天下所有的人都需要"祛湿"，您自己到底对不对证？不可以盲目跟风，反受其害，须知"不懂养生不如不养生"。

　　有湿气的人：晨起多困倦，感觉身上有东西包裹，中医称"湿重如裹"；口淡纳呆，舌体多胖大、边缘有齿痕，苔白厚，看起来滑而湿润；体型多臃肿肥胖，大腹便便；阴部多有潮湿，大便溏稀不成型。从传统中医来看，又该如何正确地祛除湿气呢？好多人感觉湿气重时，会先想到去吃一些淡渗利湿的药食。产生湿气的内因在于脾虚不能运化，虽首责于脾，但又不可拘泥于脾，中医在临证祛湿时，当首存整体宏观思想，再予辨证施治，所以，单靠红豆薏米粥等物来祛湿是远远不够的。

脾虚而生湿者，常见面色萎黄、舌淡苔白腻、腹胀痞满、肠鸣泄泻、四肢无力、脉虚缓等症。

治脾胃者，补其虚、除其湿、行其滞、调其气而已，故常投参苓白术散为用。虽人参、白术、茯苓、甘草、山药、薏仁、扁豆、莲肉者，皆补脾之药，然脾悦甘，故用人参、甘草、薏仁；土喜燥，即用白术、茯苓；脾喜香而用砂仁；心生脾，故用莲肉益心；土恶水，则用山药治肾；桔梗苦甘入肺，载诸药上行，能通天气于地道。诸药共奏，补其中气，渗其湿浊，行其气滞，恢复中州斡旋之能，脾胃之受纳健运得司，则诸症自除。本方药性平和，温而不燥，常用于治疗脾虚湿盛之泄泻。

本方原为散剂，后世医家为便于长期用药，遂将散改为丸剂或膏剂，亦可水煎服用，现作为中成药，则更是药店常用必备之品。

若湿郁上焦或有卫分表证者，多见头昏胀痛、胸闷不舒，可用藿香、佩兰、炒杏仁、紫苏叶、薄荷等以芳香化湿；

湿阻中焦、困遏脾运者，常现脘痞腹胀、呕哕便溏、口淡不渴，宜投陈皮、苍术、厚朴、白蔻等以苦温燥湿；

湿蕴下焦、小便不利者，当致茯苓、猪苓、滑石、泽泻、车前子、薏仁等以淡渗利湿。

华岫云在《叶天士临证指南医案》按语中指出："今观先生治法，若湿阻上焦者，用开肺气，佐渗湿通膀胱，是即启上闸，开支河，导水势下行之理；若脾阳不振，湿滞中焦者，用术、朴、姜、半之属，以温运之；以苓、泽、腹皮、滑石等渗泄之，亦犹低洼湿处，必得烈日晒之，或以刚燥之土培之，或开渠以泄之。"[39] 若因风寒湿所致的局部疼痛，可用艾叶、姜片各 30 克，加带须葱白 3 根捣碎，布包后蘸热酒涂擦痛处，能迅速见效。

治湿疹可用艾叶炭、枯矾、黄柏等份，共研细末以香油调膏外敷。

艾叶能走十二经，阳和通脉，祛风散寒，长于温中、逐冷、除湿，行血中之气、气中之滞，凡妇人血气寒滞者，最宜用之。张璐在《本经逢原》中称，有人患风瘙瘾疹，时痒灼而发，以绢裹艾叶擦之即消，惟取其辛散开发之力罢了。[40]

湿气重除了对症治疗，日常生活中还当从各个方面做好预防最为关键：

1. 不穿潮湿未干的衣服，不盖潮湿的被子（须常晾晒）；

2. 不吃生冷食物，如寒性瓜果及冰镇饮料等；

3. 酒亦能助湿邪，少碰为好；

4. 避免在潮湿环境中工作、生活，夏天不可贪凉直接睡地板；

5. 注意保暖，避免风寒湿邪入侵，万一淋雨或涉水后，应及时更换干衣服。

在两千多年前，我们的《黄帝内经》就指出："圣人不治已病治未病。"可见，最高明的医生并不是擅长治病，而是能够预防疾病的发生。

用中医理论解析老人味

好多老人身上常会有一种奇怪的味道，与卫生关系不太大，而当事人却常感觉不到。许多年纪大的人都为这种体味感到苦恼，这就是老人味，亦称"加龄臭"，即年龄越大，臭味愈浓。

那么老人味是如何产生的呢？

一般认为，老人皮肤皱褶多，易藏污纳垢，在细菌滋生、繁殖的地方就会生出臭味；老年男性易小便淋漓、裤子上沾留尿渍，老年妇女常有不同程度的尿失禁及老年性阴道炎，从而产生下体异味；老年人胃肠虚弱而积滞，烂牙、虫牙所致口气等，都是老人味的缘由。

在我们中医看来，老人味是人体营卫蕴藏、固摄之能渐失后，气血津液逢蒸而败，因败而溢，五脏其衰腐之特殊气味随之渗出于肌表、孔窍所成。也就是说，老人味是人体脏器走向衰败，湿热熏蒸所致，其浓烈程度、味别，往往代表着疾患的病程和类别。如似烂苹果味，常属消渴重证；尿臊臭味，多见于水肿晚期，脾肾衰败而湿热浊气内蕴，正衰邪恋之证；酸腐味，多是食积胃脘，郁而生热，或表邪入里化热，与肠道糟粕互结之阳明实证；腐臭气味，为浊腐疮疡；尸臭气味，多成脏腑衰败之危证等。

虽不能说老人味就意味着入脏不治，但也多为疾病甚笃征兆之一,故当引起我们高度重视。唐代以后,渐有乌鸦主凶兆的学说出现,段成式在《酉阳杂俎》中称:"乌鸣地上无好声。"[41] 在病入膏肓即将死亡之际,多数人身上都会有淡淡的尸腐气味,人类多闻不到,但附近喜食腐肉的乌鸦,嗅觉异常灵敏,即使数公里之外,它也能迅速感知腐源。一旦乌鸦前来某地鸣叫,那就预示着该地某人或某动物将被死神光顾,所以人们渐将乌鸦当作晦气、不祥之物。还有小孩也特别敏感,人将病危临终之时,一般不懂事的孩子都会远远地避离。

盖人身脏腑、气血津液得生气则荣,得败气则臭。王叔和在《脉经》中指出:"人病尸臭,不可近者死。"[42] 病人有尸臭气味,常是痈疽、恶疮溃腐所致,久病而尸臭甚者,为脏腑败坏之危症,预后多不良。

老人味的出现,除注意个人卫生、生活规律、情志稳定之外,最主要的,还是建议通过我们中医四诊的望、闻、问、切,辨证施治,常能收获不错的疗效。

为什么女人比男人更长寿

据世界卫生组织（WHO）在日内瓦发布的报告《世界卫生统计 2018》，全球总体人口平均预期寿命指标（life expectancy at birth），女性寿命仍高于男性，前者为 74.2 岁，后者为 69.8 岁。在这次统计中，中国男性平均预期寿命为 75 岁，女性为 77.9 岁。[43]

不管在边远山区农村，还是在大中城市的密集小区，我们看到的老妇总是多于老翁，这是事实。为什么女性比男性总体上要长寿一些呢？这方面的文章观点已是不胜枚举，如现代科学认为，大自然赋予了女性身体比男性更完善的修复细胞损伤的机能，又有众所周知的男性争强好斗、多从事危险职业和强体力工种，吸烟、酗酒及更多的不良生活方式所致等。

现代科学之说亦不无道理，但也可用我们中医"取象比类"的方式，来思考这一问题背后的实质。

1. 我们可以把人的一生视为抛物线运动，最高的顶点，实质上也是盛极将衰的转折点。整体来看，从出生到死亡就是一个从阳到阴的过程，在母体胞宫，出生前为阴，出生后为阳，成长到了人体最具活力的 25～35 岁之间，也就是阳最鼎盛的巅峰，然后掉头转向下行，渐出现很多阴性的特征，如精力不济、喜静恶动、激情日减等，实际也就是逐渐衰老的开始，直到最后的阴——死亡，从而完成一期生命的轮回。盈极必损，盛极必衰，月满则亏，日午则偏。这便是一切事物发展的规律，虽具有高智慧的人类，在阴阳、生死法则面前亦不能例外。

女性从母体出生后的婴孩时期，就表现出一些"阳"的特征，如相对来说，比男孩更伶俐、发育早、明白事理早等，但就人体本身而言，男属阳，女为阴，亦不能背离一切事物的普遍规律，从而遵循这亘古不变的大道——从阴至阳再到阴。因女性有明显的更年期，不论心理还是生理上，阴柔的特征从此显减，而偏于中性，甚至在某种程度上趋于阳（男性化），这也是一个"阴→阳→阴"的常态过程。即女性的一生相对于男性，在人生的后半段，又呈现一次阳性跃迁式的波动，比之于男性，生命历程中多了一个抛物线，呈现出两个阶段的转变。

一为阳，为男性，为奇；二为阴，为女性，为偶；二为一之倍数。又"▬"阳爻为男，"▬▬"阴爻为女，一个阴爻由两个缩小的阳爻组成。诸如此类例证，也可作为女性寿命略长的参照。

2. 阴和阳一气周流，是物质世界一个不同的形态表现，阴一动起来则为阳，阳一静下就是阴。阴为体，阳为用。"体"是内在的、实际的形质；"用"是"体"这一形质所具有的作用、外在表现。唐代经学家崔憬对于"体用"的解释："凡天地万物，皆有形质。就形质之中，有体有用，体者即形质，用者即形质上之妙用。"[44]

大凡阳动、发散的"用"，实质上也就是对"体"，即对阴的有形物质的挥发、损耗。如汽油、樟脑球，气味很浓，它们释放出强烈气味的同时，其本身有形的物质体积也随之越来越小。女性属阴，主静，多收敛；男性属阳，主动，多发散。男性阳动、好胜，在人体来说，就是易于对他本身有形的阴（肾精、阴血、津液）造成消耗，精血是人体生命活动的物质基础，易损难复，故阴常不足。如阳动发散过度，则阳气易亢，阴精受损而虚火妄动，则百病蜂起。是故，我们中国传统养生的着眼点在于静，在于养阴，而非妄动。运动员们过量运动，退役后大多身患疾病。从自然界来看，凡是运动快的往往寿命短，喜静恶动的则多高寿，如猎豹与乌龟之对比。动物也从来活不过寿长的植物，时见到几千年的松、柏，但就一千年的神龟，也只是常在人们的传说当中而已，取象比类，天人合一，其理不二。

实际上，补肾，一是补肾之有形阴精，一是补肾之无形的收藏能力。所以要尽量选择一些吸附能力较强的寄生植物，如菟丝子、桑寄生、肉苁蓉、锁阳等。又像地黄这种药，不只是吸附、收藏力强，而且饱含阴液，善能养血滋阴，补肾之精。

洞穴之喻

2400多年前，柏拉图在他的《理想国》中做了一个著名的洞穴之喻[45]，藉以说明现实中两种不同境遇、不同内质的人：一种是特立独行、深思觉悟的有识之士；另一种为浑浑噩噩、画地为牢的无知之辈。

寓言大意：有一些人犹如囚徒，自小安居在一个地穴之中，被锁链缚住双手，背对出口，也不可以回头，只可看见面前的洞壁。地穴里有条长长的通道曲曲折折通向外面，一缕阳光都不能照进洞内。在他们身后有一堆明火，明火与囚徒之间隔着如木偶戏中屏风般的土墙。在墙的另一边，有人扛着各种器具来回走动，火光将高出墙的器具投影到囚徒面前的洞壁之上，人们的嘈杂声也回响到了土墙那边囚徒们的耳朵中。囚徒们一生所感受或经验到的，也只有这些影子和回声。

在这种情况下，囚徒们不能理解影像形成的原理，很自然地认为影子和回声是唯一真实的事物，便用不同的名字来称呼它，并完全习惯了这种生活，他们将在如此环境下终其一生。地穴里的囚徒们也并非思维能力不足，而是所处环境困住他们身体的同时，亦禁锢了他们的思想。

有一天，某个囚徒偶然挣脱了锁链，转过头来，他看到了身后的火光，以及通道上走动的人。由于他在半暗半明中生活的时间太久，陡然面对使他眼花缭乱的场景，顿感手足无措，有时他甚至会认为影子比它们的原物更真实；他继续努力，在昏暗中跌跌撞撞往前走，爬出洞口，豁然开朗，举头仰望，终于看到了真正的亮光，以及亮光下事物本然的样子，才深深意识到从前看到的世界不过为影像，是不真实的。

这时，他开始怜悯那些仍被关着的同伴们，及原来的信仰和生活。如果再返回地穴中去解救那些同伴，他还得一段时间去适应地穴中的昏暗。他终于又摸索着走回了地穴，当他惊喜地告知同伴们时，他的同伴却在嘲笑他，因为一时适应不了而无法看清虚幻的影像，大家都认为他已经疯了。他的同伴们亦并不认为是在解救自己，没人会相信他所说的洞外的真实世界，有的人甚至庆幸自己还被锁着：你看，解开锁链的人都疯了，绝不允许胡言乱语的疯子来干扰我们正常美好的生活。他苦口婆心地规劝大家，却没想到同伴们不仅不愿被唤醒，还把他当作骗子，甚至要杀害他。

囚徒出地穴，类似于通过教育、感悟而获得启蒙的过程。地穴中的世界相应于可感世界，地穴之外的世界则可比作理智世界，也许我们现在看到的世界只是一个影子。

宁惹醉汉，不惹睡汉，因为睡汉的愤怒，远比醉汉更为强烈。况且一个沉睡的人是很难被叫醒的。纵是各大圣哲、觉者、先知们的传道弘法，都曾为度化众生而历尽辛苦。老子的道，天下莫能知、莫能行；孔子周游列国，绝粮于陈蔡；释尊贵为太子，出家修行传法，却屡受外道诋毁；耶稣在马槽里一降生就遭人追杀，受难十字架；苏格拉底被判死刑，饮毒酒身亡……

前人的经历非常值得我们深思：永远都不要试图叫醒一个装睡的人。一个人的认知觉醒，需要一次又一次的启动和升级，在有限的认知之外，还有更为巨大的未知，需要我们永恒地探求。

天下殊途而同归

永恒不变是为真理，但又何以洞察其妙呢？

惟有超越现象之本身，冲破一切对立与非对立之桎梏，藉以上苍悲悯的目光审视万物，方能接近于真理之核心。如我们的视角仅在个人、社会与中外历史，那真理的窥探层面就只能归于个人、社会和中外历史；若我们能以更高的视角俯察时空万物，才能真正有所觉醒。

世界各民族的文明在发展过程中，都从不同角度、不同层面对真理进行探索、体悟，并用本民族自己独有的语言文字进行描述与阐发。然殊途同归，到了至高层面的真理，因其地域、文化之不同，在东方中国谓之"道"，在古印度称作"佛"，在西方诸国则常喻以"上帝"等，虽称名各异，但所表述的内涵其实还是"真理"一意。倘在西方诸国不信上帝、在古印度不拜佛，全若在华夏神州不讲"道"理一样，只因它们已成为"真理"的代名词了。

如我们站在五岳之首泰山玉皇顶，怡然俯视络绎不绝，碌碌如蚁之众爬山者，无论从正峰、侧峰健步而登之，还是坐滑竿而达之，抑或乘缆车而驰之，虽行迹有别，然皆终至巅顶而一览群山小。故着眼点当在矛盾之上，不可处于其中，如果我们能跨越时空，以极高的视角去俯察大千万物，那么再去讨论道、佛与上帝，他们的区别又在哪里呢？

《庄子·外物篇》曰："筌者所以在鱼，得鱼而忘筌；蹄者所以在兔，得兔而忘蹄；言者所以在意，得意而忘言。"[46] 筌、蹄、言三者，皆是工具，为手段，如过河之筏，其终极目的还是鱼、兔和意，就似六祖慧能的"指月之指"，只要领悟了其核心旨义，这些工具、手段终是要彻底舍弃的。

冯友兰在《中国哲学简史》中谈道："言透露道，是靠言的暗示，不是靠言的固定的外延和内涵。言一旦达到了目的，就该忘掉。"[47] 透过经典文章，感悟内在汹涌的灵动与生发之意，藉以借鉴超然之格局，汲取朗然之智慧，若皓首穷经于故纸堆中，其精神固然可佩，但实不足为。

"前识者，道之华，而愚之始。"前识者，即通过人为灌输或自觉学习而掌握的经验、概念及知识；道之华，寓义前识只是"道"外在的华丽表象，并不是"道"之真正本身。意思是说，若只专注这些文字语言，不去感悟、体察事物背后的实相，便是愚昧的开端。前识只是道外在的彰显之用，执着于前识而不能去觉察、体悟道之本体，为舍本逐末。所以，我们探究、归真最大的桎梏，正是自囿于前识。

神交顿觉千年近

千百年来，先哲们似大鹏翱翔云端般地看世界，故拥有一种兼怀万物的大境界，让自己和天地复归为一体，并用如椽巨笔，将对天下万端和内心的感悟，书于生动传神，使后人透过他们白纸黑字的文章，或欢喜、或感叹、或沉思，不自觉地融入其所述之境地，不仅能够看到所描绘出的"象"的玄妙，更能深深体悟"意"之延展。

"知我者谓我心忧，不知我者谓我何求。"知音，在古代多有通晓音律的意思，如伯牙摔琴谢知音的故事，"闻弦歌而知雅意"则寓有双重含义。知己与知音近，谓彼此相知而情深意切，互被对方的人格魅力所吸引，为精神上的一种共振，这种共振可以超脱于地位、长幼、财富、外貌、学识等一切外在因素，不须过多言语，只从字里行间便能读懂彼此的灵魂，是发自内心深处的共鸣和累世注定的渴盼。思想间的碰撞、激辩和相互摄取，心灵中最深层次的相拥，足可跨越时空与古人对话，从而抵达最高境界的神交。

相传俞伯牙随成连习琴终恍然颖悟，创作了琴曲《水仙操》，因其"逸韵泠然，摹神"，自此，伯牙以琴艺而闻名于天下。楚王邀请伯牙进宫演奏，但楚王实质上只是嗜好女乐歌舞，伯牙伤心地离开了楚宫。途经一马厩，看到正在吃草的马儿，忽若有所思，席地而坐，弹拨起琴弦，是时，那些马儿竟一个个停止吃草，仰头聆听琴声。对于伯牙琴音的绝妙，楚王的感悟能力，竟还不如那些吃草的动物。

伯牙在旅途偶遇风狂浪涌，雨倾如注，舟船不能前进，遂停泊于山崖之下。不多时，风缓浪静，雨住云开，伯牙举目，只见江面平静，远山叠翠，近水澄清，便一时兴起，取下琴袋，调弦转轸，弹奏一曲。突然琴弦断了一根，伯牙猜得定有人偷听，正存疑间，岸上人呼称："船上大人勿须见疑，我正好路过此地，被您的琴声所吸引！"伯牙问："那你能听出我弹的是何曲吗？"岸上人答："《泣颜回》，歌词是'可惜颜回命早亡，叫人怀念痛断肠。只因陋巷箪瓢乐，留得贤名万古扬'。您弹到最后一句时断了弦的！"伯牙听闻抚掌大喜，立即邀请他登船。

但见来人头戴斗笠，身穿蓑衣，手持扁担，腰别板斧，原来是位樵夫，名叫钟子期。伯牙见子期出言并非凡夫，便有意考他："弹琴时我心里想什么，你能否听得出来？"子期答道："《诗经》说：'他人有心，余忖度之。'大人何妨弹奏一曲，让我来听听。"伯牙重整断弦，沉思半晌，弹奏了自己创作的新曲，其意在于高山，子期立即领悟了他的意思："琴声美妙，志在高山。"伯牙又凝神再抚，其志在于流水，子期又赞道："琴声流畅，志在流水！"伯牙闻言大惊，知是幸遇知音，旋即推琴而起，与子期施宾主之礼，结为挚交，并约定来年此日仍在江口相会。

光阴荏苒，过了秋冬，不觉春去夏来。伯牙思念子期，久久不能忘怀，是日收拾行装，从水路而行，到达去年与子期相会之处，便吩咐水手泊船，水底抛锚，崖边钉橛，欲等相聚。但万万未曾料到，数月之前，子期竟已意外亡故！伯牙惊闻噩耗，似五内崩裂，双手捶胸，恸哭不已，跌跌撞撞寻到子期舍报之地，从囊中取出瑶琴，盘膝坐于坟前，挥泪两行，抚琴一操。曲罢，伯牙取刀割断琴弦，双手举琴，用力摔向祭石台，摔了个玉轸抛残、金徽零乱。伯牙道："摔碎瑶琴凤尾寒，子期不在对谁弹；春风满面皆朋友，欲觅知音难上难。"[48]

后人将伯牙和子期称作友谊的典范，知音和知己也就成了同义词。这个典故中，伯牙所奏琴曲《高山流水》，后来分为《高山》和《流水》两部分。1977年8月20日，美国航天局在肯尼迪航天中心成功发射了旅行者2号探测器，科学家希望有朝一日能在太空中遇到地球以外的智慧生物，因此在太空船上搭载了一张镀金铜制唱片，唱片精选了27首最能代表地球人类的音乐，中国唯一入选的就是古曲《高山流水》中的《流水》部分。[49]

漫漫人生长河中的那些泛交，只是自己同行路上的旁观者，坐看起落浮沉罢了，而知音则是懂自己的人，心有灵犀，像在这个世界上的另外一个自己。古今多少清流高士、王侯将相、贩夫走卒、布衣农夫，无不深染孤独冷寂之疾，皆渴盼能以幸得一知己为人生快意之事。惠施死后，庄子悲言"吾无与言之矣"，[50]意思是说，再也没人能跟自己辩论了，就倾听和言说亦复不会有了；南宋诗人曾协喟然长叹："神交顿觉千年近，心远初无一间分"。[51]

知音在很大程度上是可遇不可求的，如《大宗师》中："四人相视而笑，莫逆于心，遂相与为友"，[52]像鬼谷子的"日进前而不御者，施不合也；遥闻声而相思者，合于谋待决事也"，[53]清朝名臣左宗棠在未得志前，连吃饭都成问题，但他自勉的对联却是："身无半亩，心忧天下；读破万卷，神交古人。"[54] 刘长卿的"柴门闻犬吠，风雪夜归人"，[55] 都常使人徒然叹羡而不可轻得。

从一幅画说起

在 600 多年前，被誉为"元四家"之一的黄公望，长期居住于富春江之畔，观烟云变幻之奇，察江山钓滩之胜，终落笔圆成其一生绘画巅峰之作《富春山居图》。此图高一尺余，长约二丈，空灵毓秀，清逸超脱，堪称山水画笔墨意蕴之大成，观者皆心脾俱畅，赞叹不已，在后世被奉为"画中之兰亭，圣而神矣"。

1350 年，黄公望将此图题款后赠与同门师弟无用师，无用师亦是首位藏主，从此开启了它数百年的颠沛历程，也见证了人世间诸众的喜怒与悲欢。明成化年间，沈周收藏此图遭遇巧取，沈周请一位朋友题跋时，却被此人的儿子藏匿盗卖；明嘉靖年间，《富春山居图》为安绍芳所有；明隆庆四年，谈志伊成其新的主人；明万历二十四年，《富春山居图》被董其昌所得，董其昌在晚年又转售给了吴正志。

清顺治年间，吴正志的孙子吴洪裕继承此画后更是爱不释手，晚年病危时，竟令家人焚画以殉葬，要被烧掉的就是这幅在吴家传承了三代的《富春山居图》。危急时刻，吴洪裕的侄子吴静庵将画抢救了出来，画虽被救，中间却烧出好几个连珠洞，至此，断为一大一小两截，经修补装裱后，一分为二。长的后段为 636.9 厘米，被称为《无用师卷》；前段长 51.4 厘米，名《剩山图》。

后来，《无用师卷》又辗转历经张范我、季寓庸、高士奇、王鸿绪、安岐之手，到 1746 年，被嗜爱书画的清弘历帝征入皇宫。但此前乾隆已经得到了一幅《无用师卷》，珍爱至极，不时取出来欣赏，并在 6 米长卷的留白处赋诗题词，加盖玉玺。两幅图自然是一真一假，可实在太像，一时难以鉴别，故存之，以待他日确断。于是在北京故宫里，它们被静静地放置了近 200 年。20 世纪 30 年代，因故宫重要文物南迁，如今真伪两卷皆保存于台北故宫博物院。

《剩山图》在康熙八年（1669 年）归入王廷宾囊中，后辗转数家，长期湮没而无闻。20 世纪 30 年代，近代画家吴湖帆用古铜器与人换得《剩山图》残卷。50 年代，在沙孟海的牵线努力下，画的前段终于到了浙江省博物馆，遂成"镇馆之宝"。

2011 年 6 月 1 日上午，"山水合璧——黄公望与富春山居图"特展在台北故宫博物院举行，分隔 360 年后，浙江省博物馆馆藏《富春山居图·剩山图》与台北故宫博物院院藏《富春山居图·无用师卷》终合璧重逢。[56]

有灵性的人类往往能创造很多不朽，但其自身生命很是短暂，一件器物却能静静长驻于世间百年、千年乃至万年，岂有瞬息之人做主于恒久器物的道理？万里长城犹在，不见当年秦始皇，谁人做得千年主，转眼流传八百家。到底谁是主人，我又是谁？天下没有任何事物能够真正据为己有，人只不过是暂时的保管者而已。不必太执着，从起始到终结，只是一段或浅或深的因缘罢了。

明代杰出书画家沈周为《富春山居图》题跋，释文如下：

大痴黄翁，在胜国时，以山水驰声东南，其博学惜为画所掩。所至三教之人，杂然问难，翁论辩其间，风神竦逸，口若悬河。今观其画，亦可想其标致，墨法笔法，深得董巨之妙，此卷全在巨然风韵中来。后尚有一时名辈题跋，岁久脱去，独此画无恙，岂翁在仙之灵，而有所护持耶。旧在余所，既失之，今节推樊公重购而得，又岂翁择人而阴授之耶。节推莅吾苏，文章政事，着为名流，雅好翁笔，特因其人品可尚，不然，时岂无涂朱抹绿者。其水墨淡淡，安足致节推之重如此。初翁之画，亦未必期后世之识，后世自不无扬子云也。噫，以画名家者，亦须看人品何如耳，人品高，则画亦高，古人论书法亦然。

弘治新元立夏立　长洲后学沈周题

参 考 文 献

[1] 佚名. 全本黄帝内经[M]. 云南：云南教育出版社，2010：537.

[2] 巢元方撰；高文柱，沈澍农校注. 诸病源候论[M]. 北京：华夏出版社，2008：186.

[3] 傅仁宇著；鲁兆麟等点校. 审视瑶函[M]. 辽宁：辽宁科学技术出版社，1997：13.

[4] 沐之. 神农本草经彩色图鉴[M]. 北京：北京联合出版公司，2015：106.

[5] 陈虹，刘光辉，金威尔，柯小青. 驻景丸及其加减方考据与探析[J]. 光明中医，2012，（3）：419-421.

[6] 周之干. 慎斋遗书[M]. 江苏：江苏科学技术出版社，1987：35-36.

[7] 佚名. 全本黄帝内经[M]. 云南：云南教育出版社，2010：110.

[8] 张璐著；孙玉信，王晓田主校. 张氏医通[M]. 上海：第二军医大学出版社，2006：389.

[9] 黄宫绣著；王淑民校注. 本草求真[M]. 北京：中国中医药出版社，1997：453.

[10] 曹炳章编；裘沛然总审. 中国医学大成/二二/韩氏医通/卷下/药性裁成章第七[M]. 上海：上海科学技术出版社，1990：9.

[11] 陈士铎. 本草新编[M]. 北京：中国中医药出版社，2008：106-107.

[12] 浙江省中医研究所. 浙江省宁波市中医学会. 范文甫专辑[M]，北京：人民卫生出版社，2006：118-119.

[13] 刘完素. 素问玄机原病式［M］. 北京：中国中医药出版社，2007：16.

［14］刘完素. 素问玄机原病式［M］. 北京：中国中医药出版社，
2007：28.

［15］李杲撰. 东垣试效方［M］. 北京：中国中医药出版社，2018：112.

［16］佚名. 全本黄帝内经［M］. 云南：云南教育出版社，2010：98.

［17］张介宾. 类经［M］. 上海：上海古籍出版社，1991：245.

［18］孙思邈著；李景荣等校释. 备急千金要方校释［M］. 北京：人民卫生
出版社，1998：341.

［19］泽峰. 陈实功与八珍糕［J］. 科学养生，2019，（5）：29.

［20］闫敏娜. 外台茯苓饮临证举隅［J］. 光明中医，2017，32（03）：
431-433.

［21］朱震亨. 丹溪心法［M］. 北京：北京市中国书店出版社，1986：238.

［22］熊继柏. 中医治病必须辨证论治［J］. 中医药通报，2009，（01）：
1-3.

［23］佚名. 全本黄帝内经［M］. 云南：云南教育出版社，2010：142.

［24］王焘著；余瀛鳌等编选. 外台秘要集要［M］. 辽宁：辽宁科学技术出
版社，2007：175.

［25］张景岳. 景岳全书［M］. 山西：山西科学技术出版社，2006：215.

［26］徐春甫编；崔仲平，王耀廷主校. 古今医统大全/下册［M］. 北京：
人民卫生出版社，1991：18.

［27］程国彭撰；田代华整理. 医学心悟［M］. 北京：人民卫生出版社，
2006：187.

［28］孙思邈著；李景荣等校释. 备急千金要方校释［M］. 北京：人民卫生
出版社，1998：449.

［29］潘华信，朱伟常. 叶天士医案大全［M］. 上海：上海中医药大学出版
社，1994：295.

［30］佚名. 全本黄帝内经［M］. 云南：云南教育出版社，2010：25.

［31］佚名. 全本黄帝内经［M］. 云南：云南教育出版社，2010：21.

［32］张景岳著；王新华点校. 质疑录［M］. 江苏：江苏科学技术出版社，
1981：5.

［33］张山雷撰；吴文清点校. 中风斠诠［M］. 福建：福建科学技术出版社，2005：150.

［34］潘华信，朱伟常. 叶天士医案大全［M］. 上海：上海中医药大学出版社，1994：12.

［35］黄石公著；王庆山译注. 黄石公三略［M］. 乌鲁木齐：新疆青少年出版社，2009：17.

［36］李克光. 金匮要略讲义［M］. 上海：上海科学技术出版社，1985：41.

［37］李克光. 金匮要略讲义［M］. 上海：上海科学技术出版社，1985：123.

［38］佚名. 全本黄帝内经［M］. 云南：云南教育出版社，2010：123.

［39］潘华信，朱伟常. 叶天士医案大全［M］. 上海，上海中医药大学出版社，1994：258.

［40］张璐. 本经逢原［M］. 北京：中国中医药出版社，2007：69.

［41］段成式. 酉阳杂俎［M］. 北京：团结出版社，2017：320.

［42］刘莺. 闻气味的研究与展望［J］. 中医药信息，1991，（1）：9-12.

［43］人民网. 世卫组织发布全球寿命排名［DB/OL］.（2018-08-13）［2019-06-14］. https://m.sohu.com/a/246881708_114731/.

［44］陈睿超. 论邵雍先天易学哲学的体用观念［J］. 哲学动态，2018，（06）：43-50.

［45］柏拉图著；董智慧译. 理想国［M］. 北京：民主与建设出版社，2018：226-230.

［46］庄周著；贾太宏主编. 庄子通释［M］. 北京：西苑出版社，2016：314.

［47］冯友兰. 中国哲学简史［M］. 北京：北京大学出版社，2013：12.

［48］冯梦龙著；冯慧娟编. 警世通言［M］. 吉林：吉林出版集团股份有限公司，2019：1-8.

［49］胡杨. 旅行者你在太空还好吗［J］. 太空探索，2012，（09）：3.

［50］庄周著；贾太宏主编. 庄子通释［M］. 北京：西苑出版社，2016：279.

［51］曾协. 卫公堂二首其二［DB/OL］. ［2020-01-17］.
https://so.gushiwen.org/shiwenv_e2db32968ea2.aspx.

［52］庄子著；雷仲康译注. 庄子［M］. 山西：书海出版社，2001：64.

［53］鬼谷子著；于海英评译. 鬼谷子［M］. 北京：华龄出版社，
2017：41.

［54］左宗棠. 身无半亩心忧天下，读破万卷神交古人［DB/OL］. （2017-
06-20）［2020-01-17］. http://www.ccdi.gov.cn/yaowen/201706/
t20170619_147823.html.

［55］刘长卿. 逢雪宿芙蓉山主人［DB/OL］. ［2020-01-17］.
https://www.gushiwen.org/mingju_1327.aspx.

［56］东南网. 剩山图赴台，分离 360 年黄公望杰作将重逢［EB/OL］.
（2011-05-11）［2020-01-17］. https://www.gushiwen.org/mingju_
1327.aspx.

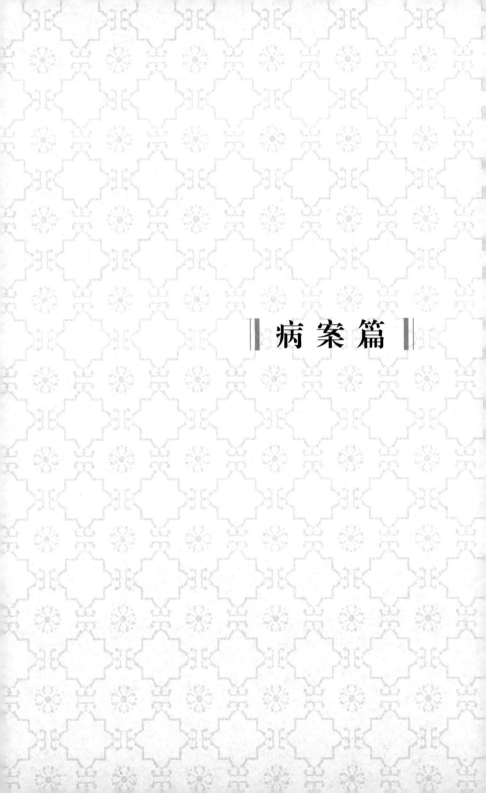

病 案 篇

鼻塞、流清涕（鼻炎）

姚某，男，38 岁，身高 175 厘米，体重 73 千克，保安，陕西宝鸡人。

初诊：2019 年 11 月 6 日

主诉：鼻炎。

患者形盛，舌红苔腻。

诉晨起则咳，多清痰，时鼻塞、痒、流清涕，受凉必作有年，医检鼻炎。询素畏寒、盗汗，易感冒，纳正，咽不适，眠正，足心凉。大便 1 日 1 行，成型，利；小便频，起夜 2 次。

处方：生麻黄 5 克　炒杏仁 5 克　葛　根 20 克　荆　芥 10 克
　　　　防　风 10 克　芦　根 20 克　炙甘草 3 克　生石膏 30 克

七剂，每日一剂，水煎服。

二诊：2019 年 11 月 25 日

服上方，晨起咳清痰、鼻塞、痒、流清涕、畏寒、盗汗、足心凉皆大减，咽不适续存。

守上方，加青果 12 克。

七剂，每日一剂，水煎服。

三诊：2019 年 12 月 12 日

服上方，诸症几无，咽不适亦减。

守上方，续服七剂，每日一剂，水煎服。

【解析】

见鼻塞不通、出清涕，不可简单地认为是肺寒。据五行生克之理，热极现水象，似人身极热而反汗出。如遇冷鼻塞及痒、流清涕，当是风寒袭表，伤及皮毛，腠理郁闭，宣降失司所致。

患者晨起咳清痰、鼻塞、痒、流清涕、受凉必作、畏寒、盗汗、易感冒、小便频者，风寒外束，郁热于内，其出入之机壅滞不宣而肺窍闭，清肃下降之令失司所致。

故投仲景麻杏石甘汤化裁。

中空象玄府之麻黄，味辛而气轻，开腠理、达肺气以复其宣发之责；味甘、气大寒、体重沉降之石膏，能清泄肺热以生津，辛散解肌以载邪外出；味甘苦、气温之杏仁，能散能降，下气润燥，入肺与大肠经，乃利下之剂，得复其肃降之权；荆芥、防风之物，性温、味辛而不燥，气味俱薄，长于散表邪、开结气、疗风通用，泻肺实如神；芦根，性甘寒兼透散之能，有清热生津、清降肺胃、排痰吐脓之功；葛根味甘、辛而性凉，用其凉散，轻可去实，凡解散之药多辛热，此虽辛而独甘凉，以祛风寒、净表邪、解肌热、止烦渴；甘草者，和事之国老，得溱溱汗出，则内外诸症当自痊。

续诊咽不适，取性平、味甘酸、色深暗、两端钝尖呈纺锤形之青果，意从通降利咽、生津之事，古医籍称其为肺胃之果，可谓：青果沾唇口腔新，余甘饶喉脾胃津。

早晚咳、咽痒

王某，女，33 岁，身高 172 厘米，体重 69 千克，文员，陕西西安人。

初诊：2019 年 12 月 14 日

主诉：早晚咳。

察患者面红、唇红、舌红苔少，脉滑有力。

诉早晚咳、咽痒，早上有清痰，迄今 3 日。询鼻易痒、打喷嚏，口干、口苦、口黏，偶有齿衄，纳正，喜辣味、干饭，易患口疡。眠可，早醒。大便 1~2 日 1 行，成型、利、便头干；小便黄。白带时黄、量多。本次经汛 11 月 18 日，首日色深，量偏少，行经 5 日，经前性躁，偶有腿抽筋，足跟茧子厚。

处方：生麻黄 5 克　炒杏仁 5 克　荆芥 10 克　防风 10 克
　　　　生石膏 30 克　炙甘草 3 克

五剂，每日一剂，水煎服。

二诊：2019 年 12 月 21 日

服上方，早晚咳几无，稍有清痰，早醒、咽痒、齿衄未现，口干、口苦皆缓。

舌红苔薄白、有芒刺，脉小弦滑。时有烘热感，纳正，大便 1 日 1 行，成型软，利。本次经汛 12 月 19 日，量增多，经前性躁缓。

处方：荆　芥5克　　防　风5克　　薄荷3克　　柴　胡3克

炒黄芩5克　　茯　苓10克　　白芍10克　　炙甘草3克

当　归10克　　炒白术10克

七剂，每日一剂，水煎服。

【解析】

患者看诊时间是 12 月 14 日，冬天室内外温差比较大，主诉早晚咳，伴鼻子痒、嗓子痒、打喷嚏、清稀痰，迄今 3 天，这是表证的明显指征。脉滑有力，脉滑是痰湿，有力是火。火是怎么来的？如有表闭，则热郁在里，鼻子和嗓子痒可理解为肺火，面红当然是有热。肺气不降会咳，胃气不降也会咳，患者吃饭正常，喜食辛辣、干饭，易口腔溃疡，手心微潮红、口干、口苦、口黏，中焦多少有点问题，但本案胃气不降的指征不明显。

也就是说，这个咳到底是由于表闭、肺气失降造成，还是阳明胃气不降所致？很显见，虽然中焦稍有问题，但不足以造成本案主诉。大便 1~2 日 1 行，成型、利、便头干，是肺热表现；小便黄、白带时黄，也是热象。月经颜色深，从火论。经量偏少、腿抽筋、足跟茧子厚，是肝阴不足、营血虚的表现。

这些不足和患者主诉有没有关系？换句话说，营血不足能不能造成咳嗽？急则治标，所以在一诊暂不考虑那些问题。刚才讲了，早晚咳、打喷嚏、鼻子痒、流清涕，最终从表证考虑，那围绕主诉解决这个主要症状就行了。荆芥、防风解表，又风能胜湿，取意把清涕的水吹干；以仲景的麻杏石甘汤开肺清热。本方以宣散为主，火郁发之，通过宣肺、解表来泄热。麻黄中空有红芯，似人毛孔汗液，血汗同源，故用麻黄开肺窍、通腠理，石膏甘寒制其温、能生津以载邪外出；杏仁降肺气，佐麻黄、石膏清肺止咳；炙甘草益气和中以缓急。所以，本案是清肺、解表并用，以解决核心主证。

一诊考虑得比较简单，开肺气、解表，以宣散肺热，就干这一件事。二诊早晚咳、嗓子痒、清涕症状未现，偶有少量痰，因为火祛掉了，口干、口苦也缓解，胃和肺是母子关系，肺气降了，胃气也就降了。大便 1 日 1 行，成型、利，便头干也没了。因为热散了，所以早醒也没出现。

还有一个细节，她 19 号来的例假，量稍增多，为什么会增多？因为壮火耗气也损营血，服药后，热得以清，故血量略增，可以这样去理解，营血不足不一定就直接补血，着眼点应在营血为什么会少？再者，每次例假前性格急躁也缓解，为什么？荆芥、防风是风药，它可以疏肝；肝急，我们通过清肺金之邪火，以金制木，而起到缓肝急的作用。从另外一个角度看，性格急躁也是火的表现，火没了，当然不急了。

二诊，患者时有烘热，属少阳郁热表现，也是柴、芩的一种用法。表证已解，肺热已去，时值经期，所以用逍遥散来疏肝健脾以养阴，柴胡、黄芩提出少阳郁热，荆芥、防风可祛余邪并疏肝。

我们经常会遇到一些患者说有鼻炎，鼻炎是结果，也是一个病名，我们的重点在于关注他的具体表现，进而分析病机才是。鼻子痒、嗓子痒、打喷嚏、流清涕、口干、大便头干、晨起、遇冷发作，多属肺窍闭、有表证，我们解表、开肺窍以散热邪即可，一次不能兼顾太多。

录音整理：蒋年勤

文字校对：穆小娟　汪雅兰　刘　琼

眩晕（高血压）

杨某，女，66岁，身高160厘米，体重60千克，农民，陕西咸阳人。

初诊：2019年10月31日

主诉：眩晕。

察形胖，舌红苔少，语有痰音，指甲无月牙，脉双手弦滑数有力。

诉时作眩晕10余年，医检血压高。询纳正，口苦，眠艰且浅。大便1日1行，不成型，利；小便正，起夜1~2次。

处方：夏枯草25克　葛　根25克　白芍15克　炒黄芩6克　炒黄柏3克　生杜仲15克

十剂，每日一剂，水煎服。

二诊：2019年11月9日

服上方，眩晕大减，口苦、痰音未现，眠艰且浅缓。大便1日1行，不成型，利；小便正，起夜1~2次。脉双手弦滑。

处方：守上方，加怀牛膝10克。

十剂，每日一剂，水煎服。

三诊：2019年11月26日

服上方，眩晕偶现，眠艰、浅续缓。大便1日1行，成型，利；小便正，起夜 1~2 次。脉双手弦滑。

处方：夏枯草 20 克　葛　根 20 克　白　芍 15 克　炒黄芩 6 克

　　　炒黄柏 3 克　　生杜仲 15 克　怀牛膝 10 克　生龙骨 20 克

　　　生牡蛎 30 克

十剂，每日一剂，水煎服。

四诊：2019 年 12 月 15 日

服上方，眩晕未现，眠正，纳正，口稍干。大便 1 日 1 行，型，利；小便正，起夜 1~2 次。舌正红、苔薄白，脉双手小弦滑。

守上方，续服十剂，水煎服。

【解析】

《内经》云："诸风掉眩，皆属于肝"，[1] 肝上连目系而应于风，眩为肝风，风主动旋，故病则头身摇动、目昏眩晕。所患眩晕者，非外来之邪，乃肝胆之风阳上冒尔，甚则有昏厥跌仆之虞。无痰则不作眩，痰因火动。

然亦有因火、因痰、因虚、因暑湿者。徐春甫在《古今医统大全》中认为："肥人眩晕，气虚有痰；瘦人眩晕，血虚有火；伤寒吐下后，必是阳虚。"[2]

盖所谓虚者，气与血；所谓实，痰涎风火。有气虚，为清气不能上升，或汗多亡阳所致，当升阳补气；有血虚，是因失血过多，阳无所附之故，可益阴补血。此皆不足之证。有因痰涎郁遏者，宜开痰导郁；有因风火所动，宜清上降火；若因外感所得，须分四气之异，皆当以散邪为要。此概有余之候。

患者形胖，语有痰音，舌红苔少，口苦，眠艰、浅，指甲无月牙，脉双手弦滑数有力者，痰在上，火在下，火炎上而动其痰，是成眩晕之势当可知，法宜消痰降火而兼养肝之剂，此本案治眩晕之旨。

凡物皆生于春、长于夏，唯味苦辛、性寒之夏枯草至夏而枯，其禀纯阴，得少阳之气勃然兴发，一交盛阳，即成熟枯槁。故凡盛阳留结之病，用此为治，亦即枯灭，此天地感应之妙理也。葛根延引藤蔓，则主筋脉，皮黑花红，则合太阳，其性凉而味甘，气轻于味，浮而微降，轻可散郁以去实。芍药禀天地之阴，兼得甲木之气，味微苦甘略酸，性颇凉，气薄于味，敛降多而升散少，阴也。其性沉阴，故入血分，敛津液而护营血，号为敛肝之液，养肝阴而柔肝木桀骜之威，令气不妄行。肝木为风所撼，必鼓动其肺，肺金不能制木，风卷痰而上升，则目无定视，风妄诸症顿现。故致气平、味苦而薄之黄芩，中枯而飘，禀天秋凉之金气，最善清肺经气分之热，大兴清金制木之法，平其风、降其痰，金肃而木气当自平。色黑、气温平、味甘辛淡、气味俱薄、阳中有阴之杜仲，其功在肾，藉其引火归元，则上热自疏。

刘基指出："（五行之性）贪生贪合，刑冲克害皆忘。"意即五行刑冲克害之性，会因贪生贪合而忘记其性，是指合神力量最大，自己被生合，不能克我克之行。古代中原与少数民族打仗，君王喜用"和亲"之策，化敌为亲为友，和亲即是通关。故行清金制木法时，遴选味苦性寒、专入肾兼入膀胱之黄柏，使金水木相生，径取五行通关之意，其禀寒水之精，得中土之化，有交济阴阳、调和水火之功。

续诊致下行为顺之牛膝，以导热降泄、引血下行，则气火潜藏而症自消。三诊得龙骨甘涩微寒，入肝敛魂，能收敛浮越之正气，摄阳以归土；牡蛎气平微寒而味咸，禀天秋冬金水之气，以平木火之游行，召阳以归阴。此二物气味俱降，平阳秘阴，龙骨牡蛎联用之证明矣。

眠艰、多梦

罗某，女，53 岁，身高 166 厘米，体重 54 千克，行政工作，陕西人。

初诊： 2021 年 1 月 5 日

主诉： 眠艰、多梦 20 余年。

患者体型中等，面白，唇淡；舌红苔薄白、有裂纹；脉弦滑稍有力，右大于左。

诉眠艰、多梦 20 年余。询有自服阿胶补品、艾叶煮水泡脚习惯。稍晕车、畏寒，叹息多，目干。纳正，喜汤饭、热饭。大便 1～2 日 1 行，成型，不利，偶黏；小便正。末次经汛 2020 年 7 月，素先期 2～3 日，行经 3 日，量少，色深，有块，汛前有胸胀、腰困、项强表现。

处方：葛　根24克　柴　胡3克　炒黄芩4克　竹　茹20克
　　　　炒枳壳10克　胆南星10克　茯　苓10克　炒陈皮10克
　　　　炒黄连2克　生牡蛎30克　炒栀子10克　木　通3克

六剂，每日一剂，水煎服。

二诊： 2021 年 1 月 12 日

服上方，叹息未作，颈强、目干皆缓，纳正，眠艰、多梦存。大便 2 日 1 行，成型，利。舌黄苔稍厚、浅裂纹，脉稍弦滑。

处方：柴　胡 3 克　炒黄芩 4 克　当　归 30 克　炒酸枣仁 12 克
　　　　熟　地 12 克　白　芍 16 克　炙甘草 5 克　川牛膝 18 克
　　　　炒枳壳 10 克　荷　叶 5 克　肉苁蓉 12 克　茵　陈 16 克

六剂，每日一剂，水煎服。

三诊： 2021 年 1 月 19 日

服上方，眠正，目干未作，偶稍叹气、项强，纳正。大便 1 日 1 行，成型，利。舌苔稍黄、浅裂纹，脉小弦滑。

处方：守上方，加薄荷 3 克。

十二剂，每日一剂，水煎服。

【解析】

患者的脉弦滑稍有力、叹息多，属肝郁，滑为有痰；舌红有裂纹是内热及阴虚表现；喜服阿胶等营养品，大便黏、不利，当从湿热考虑；晕车、怕冷可理解为肺热。年过四十则阴气自半，瘦人多火，多阴虚，又常用艾草泡脚亦耗散营阴。例假素提前，行经仅三天、量少，应是营阴虚不足以濡肝所致。故从以上信息可知：患者目干、眠艰、多梦的病机，当为阴虚不足以涵阳，及阴虚火亢。

暴病非阳，久病非阴。本案主诉长达 20 余年，日久自会化火，所以，有郁热及炼液成痰也属正常。在临证时，若出现左脉小于右脉或寸脉不显而尺脉垂出，只可作为气不足、气陷的证据之一，不可作为唯一，单独的证据往往是难以成立的。在本案中，我们亦可以理解为内郁化火，壮火食气，也就是邪火消耗了正气，所以，脉象会有气不足表现。要考虑气为什么不足才是关键，当要仔细分析病机，而不是直接上手蛮补。

患者体质虽以阴虚为主，但临证处方时仍需分阶段进行治疗，不要也不可能一次把所有的病都治完。我们需要抓核心病机，尽可能一次只做一件事，这样遣方用药的靶向性就很明确，打击力度也才能更集中。首诊取柴芩温胆汤方义，实质上就是竹茹加叶氏茯苓饮，以去热、除痰为主，用竹茹、枳壳、茯苓、陈皮、胆南星诸物，畅三焦、清湿热，祛痰以除烦；围师必阙，故以栀子、木通走膀胱，利前阴，让邪火自小便而出。大凡发散之药多以辛热，而葛根独凉，其气轻善散，其藤蔓攀援似人之脊柱上延，所以涉及颈肩、腰背痛，需要解太阳之表以散邪时必用，在本案则有开肺窍以提壶揭盖之意。牡蛎生长在浅海，敛藏收摄能力很强，号称"居阴以召阳"，[3] 就是说，牡蛎伏居阴暗潮湿之水底，能引阳下行。眠艰为浮阳在上，牡蛎将在上之阳引降归阴，即能入寐。眠艰多梦、善太息、例假素提前，皆具少阳之节律性，故取仲祖小柴胡汤方意，藉柴胡、黄芩以提出少阳郁热。

服上方，叹息未作，项强、眼干缓解，眠艰续存。大便转为二日一行，虽成型而不利，一诊时尚且多一日一行，为什么会出现这种情况？结合本案体质阴虚倾向，我们迅即可知，一诊用药相对偏燥为其因。当然，她的脉从弦滑稍有力转为稍弦滑，属热邪渐去之象。

二诊选用张景岳的三阴煎与济川煎合方。三阴煎就是将四物汤中辛散的川芎去掉，加味酸归肝、采收于金秋十月、禀秋金收降之气的酸枣仁以入足厥阴经而敛肝体。肾司二便，肾气亏虚，则下元不温、五液不化，肠道失润而大便不通，故张景岳称济川煎为："凡病涉虚损而大便秘结不通，则硝、黄攻击等剂必不可用；若势有不得不通者，宜此主之。此用通于补之剂。"[4] 当归辛润通肠；枳壳宽肠下气；牛膝其性润降；肉苁蓉温肾益精、润燥滑肠，藉肾气的充盈来推动大便。

当归、熟地、白芍，酸枣仁、川牛膝、绵茵陈等皆趋下，荷叶以升清，如此，即能恢复人体气机升降出入之圆运动常态。张景岳在济川煎中，为什么要用升麻、泽泻？实质上就是取升清降浊之意，本案以荷叶代升麻，茵陈更替泽泻。所以，无论畅三焦、通大便，还是散表邪、提郁热，其最核心的用意，还是在于恢复人体出入升降之气机。

三诊，眠艰已，目干无，偶有叹息及项强。舌苔稍黄，有小裂纹。纳正。大便一日一行，成型，利。脉小弦滑。故守上方，加气清香窜之薄荷，凉散不燥，能入肝胆以散风邪，亦专解忧郁。

录音整理：金岩立
文字校对：刘　琼

身上烧、手足心热

赵某，女，52岁，身高155厘米，体重54千克，教师，陕西延安人。

初诊： 2020年8月22日

主诉： 身上烧、手足心热。

患者体型中等，面稍黄，眼皮略肿、有眼袋，唇淡，舌胖而水滑、苔稍黄，鼻音重，脉双手小弦。

诉身上烧热、手足心热数10年，大椎处容易出汗，几月前曾自服附子理中丸。询素易上火，目畏光，偶有腿抽筋，纳可，晨口苦，喜汤饭，恶甜食，食辣易上火，晚餐后易腹胀数年。眠可。大便数月以来3日1行，成型，便头干，有不尽感；小便正。本次经汛8月7日，量少，色淡，略有块状；上次经汛5月中旬，先期1周，色深，量可。经期易打喷嚏、流清涕、流泪，见光则更甚。

处方： 生麻黄3克　炒杏仁5克　羌活3克　独　活3克
　　　　防　风3克　生白术40克　当归30克　炒枳实10克

五剂，每日一剂，水煎服。

二诊： 2020年8月29日

服上方，身上烧、手足心热未现，畏光、打喷嚏诸症几无、眠可，纳可，稍口渴，口苦，晚餐后腹胀未作，前天曾腿抽筋一次。舌尖稍红易溃疡，舌体胖大有齿痕，苔黄稍厚。脉小弦滑。大便 2 日 1 行，成型、稍利、不尽感缓；小便正。

处方：生麻黄 3 克　炒杏仁 5 克　生白术 40 克　炒枳实 10 克
　　　荷　叶 3 克　肉苁蓉 15 克　怀牛膝 20 克　当　归 30 克
　　　炒栀子 10 克　木　通 3 克

六剂，每日一剂，水煎服。

三诊：2020 年 9 月 3 日

服上方，身上烧、手足心热、大椎处易汗、目畏光、打喷嚏、流清涕、腹胀、口苦诸症皆未现。纳正，口渴，眠正。大便 1 日 1 行，成型，松软，利；小便正。舌胖大、有齿痕、舌尖稍红、苔稍黄。脉弦滑稍有力。

处方：生　地 10 克　炒枳实 10 克　生白术 40 克　荷　叶 3 克
　　　当　归 30 克　肉苁蓉 15 克　怀牛膝 20 克　炒栀子 10 克
　　　木　通 3 克　淡竹叶 3 克

六剂，每日一剂，水煎服。

【解析】

患者舌胖水滑、唇淡、面黄、眼皮胀、有眼袋，皆属脾虚指征，眼皮胀、有眼袋亦是中医风水病的典型表现。仲圣在《金匮要略》中指出："视人之目窠（kē）上有微拥，如蚕新卧起状……为风水。"[5] 皮毛受邪，卫气被郁，肺气不宣而通调失司，水湿潴留于皮肤，故见面目肿胀，此是风水病的重要特点之一，常用方为越婢汤。

陕北、内蒙古、甘肃等地的人普遍鼻音重、面红，是因为这些地方天气相对较冷。天气冷，意味着毛孔容易闭塞，肺窍失宣而邪热内郁，实际上也类似表证，从这个角度来讲，也就明白了本案鼻音重的原因。

后背大椎处容易出汗，而其他地方不易出汗，多表示气机不够畅通。

本案患者经期时易打喷嚏、流清涕，为土虚不生金，肺金无力顺降之故；脉小弦、易上火、眼睛怕光或听见声音烦躁，属郁热在里之象，内热耗伤津液，使筋不得濡养，故现腿抽筋。

恶甜食、吃辣易上火、舌苔稍黄、口苦、晚餐后常腹胀，为积食生热倾向，故喜吃汤饭，以引水自救。

本案患者大便三天一行，主要从脾虚考虑。对于常见的几种大便不畅，我们可用排除法：有大便整个儿干、不利，属缺乏津液，当用玄参、麦冬、生地等物以增液行舟；也有大便黏滞不利的湿热证，若有手心潮红、舌苔黄厚、脉数、小便黄或异味、泡沫大这些症状，就可选用丹溪的保和丸，或单味胡黄连等方药来清湿热；还有一种属肾阳虚弱、精津不足所致的大便秘结不畅，症见小便清长、腰酸、舌淡、脉沉细，为济川煎证，取当归、牛膝、肉苁蓉、枳壳等物温肾润肠以通大便；还有大承气汤证、温脾汤证等。

综上所述，结合例假愆期两月、量少、色淡，故脾虚不能生血之证著。本案的月经先期若从实证论，主要是热迫血行。若从虚证论，则常属脾虚不能统摄，或脾虚与邪热兼具，也就是虚证为主，兼有实证。

总结一下，肺和大肠相表里，从一诊这么多信息，得出本案大便秘结主要原因为脾虚气滞而失于转输，及肺郁表闭。大便三日一行，则人体升降出入气机不够通畅，郁久自会化火，这也就是身上烧、手足心热的病机。

如此，解决主要矛盾的方法就是开肺窍、通大便，故用仲祖的枳术汤法，以白术、枳实成方。白术健脾和中、助运化，枳实行气化滞破积；取越婢汤方意，用麻黄、杏仁、羌活、独活、防风上开肺窍以达表，相当于持水瓶往下倒水时，在瓶底扎了一个小孔，出水马上就畅利了，与茶壶盖儿上的小气孔作用一致。当归气味甘辛而灵动，大便秘结用当归，量一定要足。陈士铎在《本草新编》中称："治痢疾，非君之以当归，则肠中之积秽不能去；治跌打损伤，非君之以当归，则骨中之瘀血不能消；治大便燥结，非君之以当归，则硬粪不能下；治产后亏损，非君之以当归，则血晕不能除。肝中血燥，当归少用，难以解纷；心中血枯、血不够，当归少用，难以润泽；脾中血干，当归少用，难以滋养。当归用量必宜多，方可成功，如果畏惧它太过滑利而不敢多用者，则效果一定差而迟缓。"

火郁发之，窍开表解则邪热自散，大便通，三焦畅，产生郁热的原因解除，人体升降出入之气机流畅，则身上烧、手足心热的症状当然会消失。

二诊诸症大减几无，但舌尖稍红易溃疡，稍口渴。本案患者 52 岁，职业教师，教师工作讲话多耗气，久站伤骨，肾主骨，肾为气之根，故守上方，去疏散达表的羌活、独活、防风，合张景岳的济川煎意，取肉苁蓉温肾益精、暖腰润肠以通便；牛膝补肾强腰，性善下行；栀子、木通行泽泻之事，可利前阴，使诸火邪能有所出；荷叶代升麻，以升清而降浊。肾为胃关，年老肾虚、产后便秘等肾虚津亏秘结者，最为适用。张景岳指出："凡病涉虚损而大便秘结不通，则芒硝、大黄等攻下剂必不可用，若势有不得不通者，宜济川煎主之。"[6]

三诊，上症未现，纳正，眠正，大便一日一行，舌尖稍红，有口渴。故去开窍达表之麻黄、杏仁，径守上方，畅腑气、通大便以资固效。因为有口渴，加生地以养阴生津、淡竹叶去心火而不燥。

仲圣在《伤寒论》中指出："汗出而喘，无大热者，可与麻杏石甘汤。"[7] 无大热，就是说外表看起来不是很热，无大热不等于没有热，因为是肺热，在里边郁着，表现有咳嗽、哮喘，以及风水病的眼皮肿、脸胀等。麻黄、杏仁定位在肺郁、肺热而表无大热者；羌活、独活、防风范围就广了，凡是气机不能调达的地方，都可用之来宣散，如手脚冷、身上热或凉等，及本案仅后背大椎出汗的气机不够宣通等症。

录音整理：韩　威
文字校对：王　娅　刘　琼

手腕不适、手指麻木

秦某，女，48 岁，身高 155 厘米，体重 70 千克，冷库务工，陕西咸阳人。

初诊：2020 年 9 月 29 日

主诉：右手腕不适、手指麻木 2 月余。

患者体型胖，舌淡红苔薄白、有齿痕，脉弦滑有力。

诉右手腕不适（近左手腕亦不适），伴手指麻木，迄今 2 月余，触凉水、吹冷风、提重物则痛，休息后缓，医院以关节炎药物治疗而效微。

询冬季有烘热感，双膝时凉痛，吃辣易咽痛。纳正，口干，食辛辣、凉物则腹痛而泻。眠可，多梦。大便 1 日 2~3 行，不成型，利；小便正，起夜 1~2 次。本次经汛 9 月中旬，素先期 2~3 日，行经 6 日，量、色皆正，汛前腰困、小腹胀。白带多。

处方：生麻黄 5 克　桂　枝 10 克　羌　活 3 克　独　活 3 克
　　　　防　风 3 克　苍　术 10 克　威灵仙 10 克　桑　枝 15 克
　　　　川　芎 10 克　生石膏 30 克　炙甘草 3 克　炒黄柏 5 克

五剂，每日一剂，水煎服。

二诊：2020 年 10 月 6 日

服上方，右手腕不适、手指麻木皆未现（自诉近未触凉水），左手腕不适偶作 1 次。纳正，口干。大便 1 日 2~4 行，不成型，利；小便正，起夜 1～2 次。白带多。双膝痛无，仅有渗凉感，近食辛辣后咽干、便血 1 次。舌正红苔薄白，脉小弦滑。

处方：生麻黄 5 克　桂枝 10 克　荆　芥 5 克　羌　活 3 克
　　　独　活 3 克　防风 5 克　川　芎 10 克　苍　术 10 克
　　　威灵仙 10 克　桑枝 15 克　川牛膝 10 克　炒黄柏 5 克

七剂，每日一剂，水煎服。

三诊：2020 年 10 月 15 日

服上方，虽有触碰凉水，而双手腕不适、手指麻木皆未现。纳正，口干，闻异味即欲呕。大便 1 日 2 行，稍成型，利；小便正，起夜 1～2 次。白带多、稍黄。双膝渗凉感减轻。饥时胃不适，前日吃麻辣后腹痛而泻 1 次。舌正红苔薄白，脉小弦稍滑。

处方：生麻黄 5 克　桂枝 10 克　羌　活 3 克　独　活 3 克
　　　防　风 5 克　川芎 10 克　威灵仙 10 克　苍　术 10 克
　　　桑　枝 20 克　白术 15 克　党　参 10 克　川牛膝 15 克
　　　炒黄柏 3 克

七剂，每日一剂，水煎服。

【解析】

辨证首重病史，论治首重体质。

本案患者双手腕不适，伴手指麻木，其常年在冷库工作，吹空调、遇冷风后作痛，察仲祖《伤寒论》第三十五条："太阳病，头疼、发热、身疼、腰疼、骨节疼痛、恶风、无汗而喘者，麻黄汤主之。"[8] 寒邪袭表，腠理郁闭，症现恶寒、身痛、腰痛、骨节疼痛者，皆可用麻黄汤，其机理在于疏散宣通，通则不痛。提重物后作痛、休息后缓，因体力劳动耗气，所以亦有气不足的倾向。

我们从体质得到的有效信息及研判：其人偏胖，属痰湿体质；舌淡红苔薄白、有齿痕，大便1日2~3行、不成型、利，食凉物、辛辣易腹痛泻泄，带下量多，皆为脾虚指征；脉弦滑有力，为郁而伏热在里，行经前2日量多为火象，故月经素先期，当有脾虚固摄失权及热迫血行两方面原因。冬季现烘热感、受凉后双膝疼痛，实质上和双手腕不适、手指麻木，及遇冷后作痛，属同一病机，即表闭和少阳郁热。体内郁热，壮火食气，故觉乏困；痰湿阻滞气机，所以上楼易喘。

患者的手腕不适、手指麻木疼痛，究竟是什么原因所致？常年在冷库工作，吹冷风、触凉水时作痛，这是非常重要的一个信息。也就是说，本案的脾虚、气不足、痰湿，皆不足以造成她主诉的结果。

急则治标，当先解决其主要、核心矛盾，如兼顾太多，打击力度不够集中，靶向性不明确，则往往难以奏效。故取麻黄汤之法，以麻黄、桂枝、羌活、独活、防风诸物透营达卫，祛风开闭；生石膏甘寒生津以载邪外出；甘草居中斡旋；川芎辛温行气，除寒痹，主筋挛缓急。黄柏苦燥，寒以清热，其性沉降，直入肾经、膀胱经，传统治腰疼、腿疼、骨节疼痛必用；藉黄柏引入阴分，再用辛散苦降、长于健脾燥湿之苍术以佐之，丹溪二妙散主治湿热下注、诸膝疼痛。威灵仙性猛善走，能达十二经，散结行滞、通经络而止痛。桑枝条似人体之四肢，归肺、肾二经，主风热臂痛、四肢拘挛，尤善走上肢，治肩背酸痛、经络不利常用。

二诊，右手腕不适、手指麻木疼痛未现，左手腕不适偶现一次。大便次数稍多，故去生石膏；双膝痛无，仅存渗凉感，加川牛膝以引入邪所。川牛膝禀秋金肃杀锐拓之气甚厚，质地坚硬而韧，不易折断，切成饮片后略空疏，力能逐瘀通经、流利关节，此与怀牛膝坚实油润直下之功有别。

因先用麻桂法解表散热以疏通，所以一诊的弦滑有力脉到二诊时转为小弦滑，诸症也随之大减。三诊经询，在触碰凉水后主诉未现，双膝痛无，渗凉感减，脉小弦稍滑。闻异味欲呕为阳明不降，饥饿后胃不适是胃气虚，前日吃麻辣后腹痛而泻为脾虚肝旺，欲治肝病先实脾，故守方，加白术理中益脾、党参补胃气。

录音整理：李丽莎
文字校对：刘 琼 王 娅

乏 困

宋某，女，45岁，身高159厘米，体重49千克，理疗工作，甘肃人。

初诊：2020年5月2日

主诉：乏困。

察患者舌正红、苔薄白，脉双手小弦滑，手指甲无月牙。

诉乏困迄今1月，腿困夜甚，震动后头痛。纳差，食后易胃胀，左小腹痛，眠正。大便1日1行，成型，量少，有不尽感，不利；小便可。头顶易有烘热，后背及大椎部位时有针刺感。本次经汛4月6日，量少，行经3日，经前小腹胀。

处方：炒枳壳10克　怀牛膝15克　当归30克　肉苁蓉15克
　　　　升　麻3克　泽　泻10克

六剂，每日一剂，水煎服。

二诊：2020年5月9日

服上方，乏困、腿困夜甚症状几无，头痛减轻，纳差、餐后胃胀、左小腹痛、头顶易烘热未现，眠正。大便1日1行，成型，松软，有不尽感，不利，量可；小便可。后背及大椎针刺感偶现，近来下午时有腹胀感。舌正红、苔薄白，脉双手小弦滑偏数。

处方：

1. 炒枳壳 10 克　怀牛膝 15 克　　当归 20 克　　肉苁蓉 15 克

　　升　麻 3 克　　泽　泻 10 克

十剂，每日一剂，水煎服。

2. 金匮肾气丸 1 瓶，按说明服用。

三诊：2020 年 6 月 2 日

服上方，乏困稍有，后背偶不适。纳正，眠正，胃凉。大便 1 日 1 行，不成型，松软，不尽感缓，量可；小便可。6 月 2 日凌晨 4 点经汛，小腹有坠胀感。舌尖红，脉小弦滑。

处方：守一诊方，加木香 10 克、锁阳 10 克。

十剂，每日一剂，水煎服。

【解析】

为什么会乏困？震动后头痛的原因又是什么？无论从郁热的壮火食气还是阳陷来考虑，都需要证据支持。身倦欲寐，非阳陷而何？主诉乏困身倦，但没有欲寐，也无脉象的左小、大便泄利、小便频数及腰腹下坠感等这些阳陷的指征，因为造成乏困的原因很多，若没有相关佐证，我们就不做如此考虑。

进一步分析，本案纳差、胃胀、左小腹疼、大便不利不尽感，为三焦不够通达，气机不畅，也就是人体左升右降之枢机有问题。因为没有脉滑数、舌苔厚腻、大便黏滞、小便黄等湿热表现，也就是说大便不畅除了湿热所致之外，也可能由于其他原因造成。大便如果特别干，可用增液行舟的方法，但本案大便成型不干，所以也不从这方面考虑。在排除了阴液不足和湿热因素后，还可能有肾阳不足不能推动大便的原因，"肾为胃关，肾主司二便"，这是当时的思路。

当然，想温肾也需要证据支持的，本案患者四十五岁，工作也辛苦，所以有这方面的倾向，在此基础上，肾阳不足，还应有小便清长的表现。"小便可"是什么意思？是居于虚实之间，但本案更倾向于虚，如果倾向于实证，小便当是黄、赤、异味大。小便正，也就是颜色淡黄，甚至喝水多则现白色，总之没有什么实证表现，当然也没有夜尿多、小便清长这方面的描述，所以认为她起码不是倾向于实证。另外，她脉小弦滑，舌正红、苔薄白，也非实证表现。我们从年龄、舌象、脉象、二便来一一反推，到了这个层面，当时考虑确有胃气不降，但真正原因是大便不够畅利。大便不畅，胃气能顺降吗？显然不行，因为三焦是一个整体。所以本案的不通，当时定位于小腹，下焦如果畅利，中焦胃气自然也就通降了，这是很自然的。由于人体左升右降的枢机有问题，不畅必然会产生郁热，当我们想到这个层面，乏困就好理解了，也就是说气机不畅，清阳不升、浊阴不降，而产生郁热，时间长了，邪火在内必然消耗人身之正气，这也就是《素问·阴阳应象大论》上说的壮火食气，[9] 因此会乏困。

所以，临证时遇见头晕、乏困、头痛等，我们首先要考虑症状产生的原因是什么，不能见病治病。那些兼症当时没有过多考虑，是认为若三焦通达、气机流畅，则兼症自然就会减轻或消失。如果见一个指征就用几样药，不考虑病机，不抓主证，靶向性不明确，那样，药越用越多，效果肯定也不会好。所以只干一件事，就是让大便通畅起来，当时选择了张景岳的济川煎，肉苁蓉温肾益精也是本方君药，当归养血通便，牛膝引药下行、补肾，枳壳宽肠，泽泻去肾浊。取象比类思维，就是温肾填补时，用泽泻把不好的人驱逐出去，就有了好人待的地方，就同六味地黄丸中的泽泻、五子衍宗丸中的车前子一样，都是一个道理，就是腾地方。升麻升清，清升而浊自降，欲升之药当然要少，三克足够了。实际就是恢复人体枢转之机，让中焦运转起来。本案主诉那么多，我们只找核心原因就行了，不要考虑太多，既然最终定位在小腹，那只要温润以通大便就可以。

二诊，乏困、腰困夜甚几乎没有了，纳差、胃胀、烘热也未出现，头痛减轻，大便量比原来多，是因为气机得以畅通，这也是显效的原因。例假推迟到5月9号还没来，且有腹胀现象，所以用金匮肾气丸来温宫通经。对例假推后或闭经之年长者不忘温宫，对年轻人则不忘疏肝。该患者服药后一直到6月2号才来续诊，中间联系过一次，但人没到，说是吃药几天后来的例假。

三诊守一诊方加木香、锁阳。锁阳温肾阳，和肉苁蓉是对药；木香是考虑她的小腹坠胀感及胃凉。

总结一下，虽然主诉乏困，动则头痛，但着眼点不能只盯着头痛、乏困，而在于宏观分析症状背后的病机，找到核心病机并获取足够证据支持后再遣方用药。

录音整理：韩　威
文字校对：邓　辉　刘　琼

乏　力

王某，男，12 岁，身高 122 厘米，体重 23 千克，学生，浙江人。

初诊：2019 年 6 月 29 日

主诉：乏力。

察患者面有郁色，唇暗，舌正红有芒刺，手心潮红，脉小弦滑。

诉乏力无精神有年。询畏寒，烘热、盗汗；易外感，遇冷及换季更甚；纳可，口干，口气大，喜夜餐、汤饭；眠艰、浅，时有头晕；大便 1 日 1 行，不成型，不尽感，有时利，食生冷油腻易腹泻，晨起大便前小腹痛。

处方：茯　苓 10 克　半　夏 10 克　炒橘红 10 克　党参 10 克
　　　炒黄连 2 克　炒三仙 10 克　炒黄芩 5 克　柴胡 5 克
　　　连　翘 10 克　莱菔子 10 克　蚕　砂 15 克

六剂，每日一剂，水煎服。

二诊：2019 年 7 月 4 日

服上方，乏困减，精神好转，烘热、眠艰缓解，口干亦减轻。大便 1 日 1~2 行，稍成型，不尽感，便前小腹痛缓。舌红有芒刺，脉弦滑。

处方：守上方，加炒川楝子 3 克。

十剂，每日一剂，水煎服。

三诊：2019 年 7 月 15 日

服上方，诸症减，大便 1 日 1 行，成型，利，便前小腹痛几无。纳正，眠艰，近舌尖有溃疡。补充：平常打球时，腹股沟和踝腕易痛。

处方：守一诊方，加淡竹叶 2 克。

七剂，每日一剂，水煎服。

四诊：2019 年 7 月 24 日

服上方，乏力续减，烘热、盗汗稍有；大便 1 日 1 行，成型，利，晨起便前小腹痛稍有；精神继续好转。容易出现胃不适，舌红有芒刺。

处方：茯　苓 10 克　半　夏 10 克　炒橘红 10 克　党参 10 克
　　　炒黄连 2 克　炒三仙 10 克　炒黄芩 5 克　柴胡 5 克
　　　连　翘 10 克　莱菔子 10 克　炒川楝子 3 克　竹茹 15 克
　　　蚕　砂 15 克

七剂，每日一剂，水煎服。

【解析】

患儿主诉乏力，12 岁应当正是生龙活虎、跑来跑去、按都按不住的状态，但这个孩子给人第一印象是面郁，总感觉不高兴、心事重重的样子，肯定有火不能发散，日久生内热。嘴唇比较暗、颜色略深，本案从实热考虑，如果色淡、㿠白则多从虚证考虑。本案舌正红，虽不能说是明显的实证，但也并非嫩而水滑或者舌体瘦小的虚证；舌稍有芒刺，则又明显多了一个实热证据，手心潮红也是实热的表现之一。脉小弦滑，弦可以从肝郁去理解，滑从痰湿考虑。通常情况下，乏力多从实热证考虑，是因为体内火重，壮火食气，把正气消耗了，所以乏力，反倒那些虚寒证表现还蛮有精神的。当然，也不是所有的乏力都是实热证，也有气血不足所致的乏力。但一诊中没有发现其证据，比如面色㿠白、低声懒言、弯腰驼背及舌象、脉诊、二便的表现等。

再回到他的乏力上，从小就没精神，也有烘热及盗汗，烘热盗汗从实证论是少阳郁热，也就是小柴胡汤证，柴胡黄芩证。遇冷换季容易感冒，易感冒也有虚证和实证的辨别，虚证的证据不足，我们就从实证论。平常问诊时，如遇易感冒、晕车，多从肺热考虑，因为体内热重，就与体外低温环境形成较大温差，即容易外感。就像冬天，从暖气房猛地出来，室内外温差比较大，风寒袭表就容易感冒。内热比较重也是同一个道理，这也就是在换季、遇冷时容易感冒的原因。

吃饭正常，喜欢吃夜餐、汤饭，中焦问题不太明显，但我们要注意，这是南方小孩，南方人多喜欢吃海鲜、肉类。小孩的病，要么积食，要么外感，通常以这两种情况为主，所以，是否积食，中焦是否通利，是个很重要的考量。

综上，一诊的定性、定位，是从中焦湿热实证考虑，以通降阳明为主，用朱丹溪的保和汤，把产生热的根源给去掉，这就是当时处方的用意。也有茯苓饮的意思，比如茯苓、半夏、橘红和黄连，茯苓饮的四个药都有了。如果纳差、没胃口，可用陈皮醒脾开胃，本案纳正，考虑本案食厚味、中焦不畅时间长，久而生热，炼液成痰，所以用橘红来清降化痰。山楂以消肉食、油腻为主；神曲化陈腐之积食；莱菔子消气除胀；麦芽助化谷面之积。这几味药配合起来，一切饮食积滞都可用。蚕砂用来以便通便；易腹泻是脾虚，晨起大便前小腹痛为相火旺，木克土之故，党参味甘性平，健脾益胃，补养中气。

朱丹溪立保和汤时，为什么要加连翘？因为积食化热生痰，胃喜柔润，脾喜刚燥，连翘甘寒以清热生津。假如有明显的脾虚，虚实夹杂而以实为主时，可以加白术，就成了大安丸，一般辅助固护胃气。

就喜汤饭来讲，说阴虚，是一种可能；而说有火，引水自救，也能成立。到底是阴虚还是有火，还是要拿证据，积食日久化热，吃汤饭就舒服，这是毋庸置疑的，阴虚旁证不足。

入睡比较艰难，眠浅，有时头晕。"胃不和则卧不安"，胃不和、口干、口气大，是中焦有热、有积食的表现，这样，头晕就可从实证痰火论，也是四诊用竹茹、取温胆汤之意的原因。

大便一日一行、不成型、不尽感，属湿热；吃生冷、油腻易腹泻，是脾虚；早上起来大便前小腹疼，解了就舒服，是相火旺，所以二诊加炒川楝子以清相火。

怕冷有实证也有虚证，虚证之怕冷，应该有脉象的软、短、小等表现，及大便溏稀、小便清长、完谷不化、夜尿多、尿床、手脚逆冷过踝腕等症状，真正的虚寒证需要足够证据来支持。如果没有虚证的证据，就从实证论。体内有火，内热重，平时反倒会感觉怕冷。

怕冷从实证论，古今有很多医案，如"王孟英治张养之久病伏邪案"，讲张养之怕冷多年，请了好多名医都不能治愈，虽然畏寒，但确实是一个实热证，后来让王孟英给治好了。这个医案在我的文章《传统中医辨证施治究析·临证的视角（一）》中有讲到，大家可以看一下王孟英非常精彩的辨证，和本案有相似之处。

三诊时，便前小腹痛几无，所以去掉二诊的川楝子；舌尖有溃疡从心火考虑，加淡竹叶，给热邪以出路。我们在通中焦清湿热时，一般加上栀子、木通、茵陈、淡竹叶之类，清湿热时湿热分离，要给热邪一个去处，如果没有出路的话，容易上火，这也是一个重要的考虑。

打球的时候腹股沟和脚踝痛，此诊暂未考虑。因为小孩乏力，活动也不算多，本身就不爱跑、不爱活动，偶尔打球的时候腹股沟疼、脚踝疼，可能是突然大量运动后的反应。所以没从病理上去考虑，再观察。

四诊加了竹茹，取温胆汤之意；因为又出现便前小腹痛，所以加川楝子继续清相火。

关于温胆汤：

说起温胆汤，从方名就知可以壮胆，常用于恶心、呕吐、眩晕、心悸、失眠、易惊为特征的一些病症。有人可能觉得奇怪，温胆汤方药并不温热，怎么会温胆气呢？实际上，我们要这样去考虑，《内经》的病机十九条指出："疼酸惊骇，皆属于火"，容易害怕、惊悸不宁，属于火，用温胆汤以理气化痰、和胃利胆，其君药竹茹甘寒，善清热化痰、除烦止呕，因为容易受惊，说明体内有痰阻而生火，那把痰火去了，就不容易受惊了，是不是胆子大了？中医的取象比类思维如此，所以说温胆汤的名字是这样理解的。

录音整理：张　瑜

文字校对：邓　辉　任辰玉

刘　琼　王　娅

乏困、气短

张某，女，39岁，身高157厘米，体重60千克，居家，陕西西安人。

初诊：2019年7月21日

主诉：乏困、气短。

患者形胖，舌正红、苔薄白，唇暗，手心潮红，指甲无月牙，脉双手弦滑有力。

诉乏困、气短几个月（时而长吁）。询畏寒，遇冷、晨起易有清涕，易口腔溃疡。时有烘热感，鼻子干，易有血丝涕，有鼻炎史。背痛，后背中间不适感，易岔气。医检脂肪肝、乳腺增生。纳可，乏食欲。眠艰、浅，多梦。大便1日1行，成型，有不尽感。本次经汛7月11日，素先期2日，经前腰困，色暗，量少，行经5日，经期膝盖凉。带下黄，痒。

处方：葛　　根20克　羌　活3克　独　活3克　防　风3克
　　　　柴　　胡3克　炒黄芩5克　竹　茹15克　半　夏10克
　　　　茯　　苓10克　炒橘红10克　炒杏仁5克　炒黄连3克
　　　　炒枳壳10克　炒黄柏5克

七剂，每日一剂，水煎服。

二诊：2019年7月27日

服上方，乏困、手心潮红、气短、大便不尽感皆减，眠

艰缓，流清涕少许，烘热感未现。纳可，乏食欲。大便 1 日
1 行，成型。近后背仍不适，臀部有红疹。舌苔白、有齿
痕。脉双手小弦有力。

处方：葛　根 30 克　柴　胡 5 克　炒黄芩 5 克　竹　茹 20 克
　　　茯　苓 10 克　炒陈皮 10 克　炒黄连 3 克　胆南星 10 克
　　　炒枳壳 10 克　石菖蒲 10 克　川　芎 5 克　香　附 3 克
　　　炒黄柏 5 克　茵　陈 10 克

七剂，每日一剂，水煎服。

【解析】

这是最近遴选的第三个乏困类医案，但治法各不相同，
是因为病机不一样，也就是中医所说的同病异治。在临证
时，我们不必拘泥于病名，比如遇到乏困，不是立刻去找某
个固定的方子，而应具体分析每个患者乏困的原因，从而掌
握其核心病机，抓主证，以遣方用药，这也就是今天再次分
享乏困病案的初衷。

本案患者形体偏胖，属痰湿体质，手心潮红、唇暗、大
便不尽感，为湿热表现；手指甲没月牙有肝郁倾向；脉双手
弦滑有力，弦是肝旺，滑主痰湿，有力从火论；没食欲，长
吁、气短、深呼吸则感舒服，是中焦失降、不够通利所致；
眠艰且浅、多梦，胃不和则卧不安，中焦不通，自然睡不好
觉；因内热重而畏寒，晨起遇冷有清涕，当属表证，似平常
风寒感冒后的表现；烘热汗出，是少阳郁热。

故乏困、气短几个月，当从壮火食气考虑，就是内热把
正气消耗了，所以乏困气短。以叶氏茯苓饮的半夏、茯苓、
橘红、黄连、杏仁、枳壳来畅三焦、降胃气、清湿热；痰湿
体质，医检脂肪肝，故加卷曲成团状之竹茹，入肺、胃经，

可带走湿痰，常用以清热除痰、降逆止呕，若有痰火也睡不好觉；羌活从上往下宣，独活自下向上透，防风横走，用量都比较轻盈，取意能祛风开闭、疏散升举，以风胜湿，可理乳腺增生、经前腰困、膝盖凉、带黄痒等症；小柴胡汤中的柴胡、黄芩以提少阳结邪之热，鼻子干、有血丝属肺火，鼻为肺之窍，黄芩也可兼顾；葛根解肌生津，属藤类植物，其茎似人脊柱攀缘而上，故可疏解太阳经，如后背不适、脊柱两侧痛都可以用；黄柏入肾清相火，亦可使热从前阴走掉。

鼻炎只是一个病名，本案归实证论，从肺热考虑。肺、胃之气皆以降为顺，胃和肺是母子关系，肺气降，则胃气降，胃气降了，肺气也就降了，这也是本案以叶氏茯苓饮降胃气的用意。在临证时，如果易口腔溃疡、面部长痘，多从三焦考虑，就是说，当反复口腔溃疡，或脸上长痘、长斑时，我们的着眼点当在通畅三焦才是关键。

本次例假 7 月 11 日，平素多提前、色深，从热迫血行的实证论，量少可理解为痰湿阻滞。当遇到体型相对胖大、痰湿明显的人需调经时，常从化痰虑及，痰化则经汛可恢复正常，不应该不顾痰湿体质的事实，而径去温经活血，当首重体质才是。

二诊，服上方后，乏困、手心潮红、气短、大便不尽感均减轻，早晨易流清涕也减，烘热汗出未现。舌苔白有齿痕是脾虚指征之一，但不是唯一，该患者可能有一定程度脾虚，但未必就要直接健脾，脾虚也可能因肝旺所致，木克土造成，所以我们以疏肝为主。乏食欲，吃饭还是不行，所以在守原方的基础上化裁，川芎、香附是柴胡疏肝散的核心药，理气、行气以疏肝；石菖蒲归心、胃二经，辛苦温，化湿开胃，开窍豁痰；茵陈走脾胃肝胆而出前阴，可清湿热、退黄疸，也就是说，可使肝胆湿热通过小便走掉。用药如用兵，围师必阙，似攻城打仗一样，不要老想着把敌人消灭掉，而是给其希望，让他有逃生的出路，自然也就没了斗志，既避免了过多的正面冲突，也避免损兵折将、破坏城池。

很多情况下，我们用茯苓饮走中焦、清湿热时，加一味茵陈，或竹叶，或栀子、木通等利小便的药，目的只有一个，就是让热邪从小便走掉。如果没有这样的一个出路，那结果就会迫使邪气负隅顽抗，因火性炎上，热皆往上走，可能会出现牙痛、耳鸣、口干、口腔溃疡等症状。

既然本案乏困由于壮火食气造成，那么把郁热提出来，去掉乏困产生的根源，则乏困之症状自可解除。临证的重点，在于探究现象背后的本质，也即病因、病机，然后对证去处理，不要让病名把我们的思维给框住。

录音整理：王　娅
文字校对：任辰玉　刘　琼

腰　　痛

王某，男，40 岁，身高 173 厘米，体重 65 千克，IT 工作，北京人。

初诊：2019 年 11 月 2 日

主诉：腰痛。

患者体型中等，舌红苔少、略剥苔，脉双手小滑数、关大。

诉两侧腰痛近 2 月，颈项及后背强，劳累、久坐后甚，喜按、喜温。询畏寒，目干涩，纳少，胃有滞满感，齿衄，眠艰、浅，眠时流涎。大便 1 日 1 行，成型，黏滞不利；小便正。

处方：

1. 生麻黄 5 克　　桂枝 10 克　　葛根 30 克　　羌活 3 克
　　独　活 3 克　　防风 3 克

六剂，每日一剂，水煎服。

2. 消滞丸（保和丸加减方），一日二次，每次三克。

二诊：2019 年 11 月 9 日

服上方，腰两侧痛、颈项后背强皆大减，眠艰、浅缓解，纳少。大便 1 日 1 行，成型，不利；小便正。舌红苔少、舌体左歪，脉双手小弦滑、关大。

处方：

1. 效不更方，续进六剂，每日一剂，水煎服。

2. 消滞丸，一日二次，每次三克。

三诊：2019 年 11 月 16 日

服上方，腰两侧痛、颈项后背强几无，着凉后腰骶有不适，纳正，眠正。大便 1 日 1 行，成型，利；小便正。舌红苔少、舌体稍左歪，脉双手小弦滑。

处方：

1. 生麻黄 5 克　　桂枝 10 克　　葛根 30 克　　羌活 3 克
　　独　活 3 克　　防风 3 克　　荆芥 5 克

七剂，每日一剂，水煎服。

2. 消滞丸，一日二次，每次三克。

【解析】

痹者，闭也，风寒湿三气杂至，壅塞经络，气血不行，则为痹。故仲圣所论痹证，悉遵《内经》之大旨，专以主风寒湿为患，治法总不离祛风散寒除湿为事，俾脉络宣通、气机流畅，则痹痛可消。

径投外黄内赤、中虚象离、生不受雪、合辅心王、宣扬火令之麻黄，味大辛，气大热，禀天地清阳刚烈之气，性轻扬而善散，能透达皮肤毛孔之外，又深入积痰凝血之中，凡药力所不到之处，能无微不至，较之气雄力厚者，其功更著。伍桂枝者，桂条，非主干也，得轻薄发散之意，其气温、味甘辛而俱轻，力善宣通，能升中气、降逆气、散邪气。《内经·素问》谓辛甘发散为阳，[9] 故仲祖桂枝汤治伤寒表虚，以此为君，是专取辛甘之意也。葛根延引藤蔓，主经脉，禀天地清阳生发之气，其味甘平，性升而无毒，能入阳明起阴气以上滋，滑泽骨节，又能化肌表之热，具阳明上中下之全体者，无出其右，能从乎中治以宣诸痹者，舍葛根莫属。

藉羌活质疏气雄而清，行上焦以理上，入足太阳治风湿相搏，头痛肢节痛、一身尽痛者，非此不能除；独活质实气细而浊，行下焦以理下，细者入足少阴治伤风头痛，两足湿痹不能行动，非此不能祛；防风质黄，具中土之色，性甘温，专中土之味，盖土德惟馨，芳香充达，拒诸邪臭，故疗风通用，头目身首有风而尚未入藏者，能从中以拒发散。得上三物之襄赞，舞刀夺槊，力排南山，似玄德麾下赵关张也，如此，麻桂轻扬剽悍、迅猛宣达、开泄经络、行血破阴之奇功全矣。

续诊腰痛大止，着凉后腰骶不适，故合荆芥，因其辛温，得春气，善走散之能。黄宫绣在《本草求真》中称："凡风在于皮里膜外，而见肌肤灼热，头目昏眩，咽喉不利，身背疼痛者，用荆芥治无不效。"[10]

虽走笔至此，不禁凛然有所惧。

所惧者何？敬答曰：仲景之旨汗多用桂者，并非桂枝能闭腠理而止汗，实藉桂枝汤调和营卫，则邪从汗出，邪去汗自止，是谓载邪外出。然粗工不解汗出、汗止之大略，但凡病得伤寒，便用桂枝汤，如幸偶太阳伤风汗出者，当获奇功，倘若为太阳伤寒无汗者，而亦用之，其害能小乎？

疝　气

刘某，男，63岁，身高160厘米，体重50千克，居家，陕西宝鸡人。

初诊：2019年11月5日

主诉：疝气。

患者体型瘦，舌淡红、苔白。

诉疝气30余年，脘腹受凉、食冷物、快走、劳累及生气后，右侧腹股沟现鸡蛋大小肿块，平卧揉按回纳并热敷胃部即痛止。询曾做建筑工多年，纳正，胃脘及腹觉凉，喜温餐，眠正。大便1日1行，成型，利；小便正。

处方：羌活3克　　独活3克　　防风3克　　白　芍10克

乌药10克　　木香5克　　当归10克　　炒小茴香10克

炒川楝子5克

七剂，每日一剂，水煎服。

二诊：2019年11月21日

服上方，效未显，症同前。

处方：生黄芪20克　白芍10克　木香5克　　炒川楝子5克

当　归10克　乌药10克　生姜5大片　炒小茴香10克

七剂，每日一剂，水煎服。

三诊：2019年12月3日

服上方，症同前。饥则胃脘不适，得食则安。近每于脘腹冷痛后则作疝气，温则舒。舌淡红，苔白。纳正，眠正。大便 1 日 1 行，成型，利；小便正。

处方：生黄芪 20 克　　桂枝 10 克　　白芍 20 克　　党参 10 克　　炙甘草 5 克　　生姜 5 大片　　大枣 6 枚

六剂，每日一剂，水煎服。自备饴糖随汤药化服，每顿 30 克。

四诊：2019 年 12 月 10 日

服上方次日，脘腹舒适，冷痛大减，疝气未现。舌淡红，苔白。纳正，眠正。

大便 1 日 1 行，成型，利；小便正。

守上方，七剂，每日一剂，水煎服。

五诊：2019 年 12 月 21 日

服上方，脘腹稍觉凉，疝气未现。舌正红，苔白。纳正，眠正。服药期间，大便 1 日 2~3 行，松软；停药后，大便 1 日 1 行，成型，利。小便正。

守上方，加蜀椒 3 克。

七剂，每日一剂，水煎服。

【解析】

本案首诊及二诊都属误治。

一诊从诸疝皆归以肝、治疝必先治气之法，致辛温行散之乌药、防风、二活及二香之辈以辛开，川楝子苦降，当归、白芍二物养血敛阴以事肝之所急，期解错综之邪，终乏效；二诊去风药遣黄芪者，因劳累后症现、按揉痛止，亦不谐；三诊深察其人素有劳累史，饥则不适，得食则安，每于脘腹冷痛后辄作疝气，热敷则舒，乃恍然抚掌——中焦虚寒之虚劳里急证明矣！

　　小建中汤和阴阳、调营卫，建立中气，温中缓痛，捷效于虚劳里急；急者缓之必以甘，不足者补之必以温，充虚塞空乃黄芪之所长。故投仲师专治"虚劳里急，诸不足"之黄芪建中汤化裁。方中黄芪甘淡而温，得土之正味、正性，其功专于壮脾胃，益气升阳，使阳生阴长，属补气扶弱之药。经曰："脾欲缓，急食甘以缓之。"盖米麦本属脾胃之谷，饴糖即谷麦所造，甘温质润而入脾通津。大建中汤，用治虚劳之腹痛里急者，取稼穑之甘以缓之。脾土位居中央，若虚乏当建中时，建中而不旁骛者，惟饴糖最专，故仲景圣方凡名建中者，必有饴糖，否则不与其名。味辛性温之桂枝，身兼三气之功，能补中气、降逆气、散结气。张洁古在《珍珠囊》中称："去卫中风邪，秋冬下部腹痛，非桂不能除。"[11]芍药禀天地之阴，兼得甲木之气，味酸苦，性微寒，敛津液以护营血，收阴气而泻肝之邪热。盖泻肝之邪热，所以补脾之阴，使木不乘土，火不灼津，中州生机复原，化气血以滋百脉，故仲景列为补营之首药。甘草得芍药，酸甘益阴而缓肝滋脾，生姜散邪，大枣通脾，党参保和中气，以赞益气建中之功，如此中阳得运，寒邪自散，则诸虚不足之症当远。

　　心胸中大寒痛，或呕而不能食，法当温中。续诊暖脾胃、助命火、散寒湿、逐痹痛者，实舍蜀椒莫与。

　　今究屡误之因，乃在于见病治病，未求本源之故。

脐中红臭

张某，女，39岁，身高167厘米，体重77千克，居家，北京人。

初诊：2019年11月12日

主诉：脐中红臭。

患者形盛，唇暗，舌瘦而红、苔薄白，脉双手小弦、偏数。

诉肚脐中红臭多年，时作时辍。询颈项强，稍头痛；口干、口苦、口黏；近牙龈肿痛，白天甚；有烘热感。纳正，眠正。大便1日1行，成型，利，有外痔；饮水即小便。本次经汛10月22日，素先期2日，行经5日，量正，色深，汛前、汛中腰酸。白带近有异味。

处方：羌　活3克　独　活3克　防　风3克　荆　芥3克
柴　胡5克　炒黄芩5克　茯　苓10克　半　夏10克
炒枳实10克　炒黄连3克　全栝蒌30克　炒黄柏5克

六剂，每日一剂，水煎服。

二诊：2019年11月16日

服上方，牙龈肿痛、白带异味、烘热诸症未现，脐中红臭减。纳正，口干、口苦，眠正。大便1日1行，成型，利；小便频。舌红苔白、有芒刺，脉双手小弦。现头顶及头后痛，项强甚。

处方：葛　根20克　防　风10克　荆　芥10克　柴　胡5克
　　　炒黄芩5克　茯　苓10克　炒枳实10克　炒黄连3克
　　　半　夏10克　全栝蒌30克

四剂，每日一剂，水煎服。

三诊： 2019 年 11 月 23 日

服上方，脐中红臭、头痛皆未现，项强大减。现口渴，舌红，左上牙龈痛。大便 1 日 1 行，成型，利；小便频，起夜 1 次。22 日经汛，色正。脉小滑数。

处方：葛根30克　羌　活3克　独活3克　防　风3克
　　　茯苓10克　炒枳实10克　半夏10克　炒黄连3克

七剂，每日一剂，水煎服。

【解析】

脐中，又名神阙，与五脏相通，为元神出入往来之门户，具和畅百脉、通利毛窍、上达泥丸、下连涌泉之能。其居人体上下、左右之中部，上为阳，下为阴，如此势成河洛阴阳二气以戊己土居中立极之象，盖一经立极，则八方交感，故神阙为百脉气机升降出入之总枢。

《难经·三十一难》指出："上焦者……其治在膻中；中焦者……其治在脐旁；下焦者……其治在脐下一寸，故名曰三焦。"[12] 《六十六难》："脐下肾间动气者，人之生命也，十二经之根本，故名原。三焦者，原气之别使，主通行三气，经历于五脏六腑。原者，三焦之尊号也。"[13] 脾胃表里络属，乃后天之本，而脐为后天之气舍，即脐与脾胃关连，和三焦相通，故五脏六腑之有病者，皆取其原。

察本案患者形盛、唇暗、脉偏数，悉口苦干而黏、牙龈肿痛，又脐中红臭，且有外痔、白带异味诸症者，可知三焦一腔之大腑、人体水液气化运行之道失司，气机不舒，郁而化火之证明矣。投茯苓、枳实、黄连、半夏，成叶氏茯苓饮之势，降阳明、达中州以畅三焦；伍栝蒌者，因甘寒润燥，能洗涤胸膈中垢腻郁热。仲景师治咳唾喘息及结胸满痛，皆用瓜蒌实，取其甘寒不犯胃气，能清上焦之火，使痰气下降。柴胡、黄芩之苦，以提少阳结邪之热；火郁发之，致羌活、独活、防风、荆芥之辈以祛风开闭、调畅气机、透达内热是功；黄柏禀至阴之气而得清寒之性，味苦气寒，主五脏及胃肠中结热，善疗黄疸肠痔、女子漏下赤白、目热赤痛、口疮，能大利前阴，使热邪总有所归。张元素在《医学启源》中称："（黄柏）其用有六：泻膀胱龙火一也，利小便热结二也，除下焦湿肿三也，治痢疾先见血四也，去脐下痛五也，补肾气不足、壮骨髓六也。"[14]

续诊后头痛、项强之太阳证者，遣荆芥、防风、葛根三物以事之；肉苁蓉甘酸咸温，色黑而润，入肾经血分，能滋元阴不足，补命门相火而不峻烈，故有从容之号，藉其动大便以资总司诸气之三焦得畅。三焦畅达则热自除，先后元气相接而循环无穷，病自远矣。

胯骨麻木（腰椎间盘膨出）

汪某，男，56岁，身高165厘米，体重58千克，农民，河南人。

初诊： 2019年3月10日

主诉： 胯骨麻木。

患者体型中等，舌红苔白。诉左胯骨至膝麻近1周，劳累后更甚，医院CT检查为腰椎间盘膨出。询性躁，喜酒，纳正，眠艰易醒。大便1日1~3次，成型，利。

处方： 羌　活3克　　独　活3克　　防　风3克　　威灵仙9克
　　　　白芥子3克　　川牛膝9克

三剂，每日一剂，水煎服。

后记： 2019年3月16日，电话告知，腿麻已愈。

【解析】

"麻者气不至，木者血不通。"辛温味厚、气锐之白芥子，开导甚速，最能散结通络；威灵仙感春夏之气，春为风木之化，风得之而作夏，脉得之而流行，宣发陈，通横遍，空所有，实所无。急方之宣剂、通剂，能达十二经脉，朝服而暮效。《威灵仙传》云："一人手足不遂，不履地数十年，偶遇一僧人曰，得一药可治，故入山采得，乃威灵仙，使服之，数日而愈。"[15] 能引诸药下行之牛膝，气薄味厚，苦酸而平，性沉降泄，乃足厥阴、足少阴经之药。陶弘景《名医别录》谓牛膝："主伤中少气，男子阴消，老人失溺，能补中续绝，填骨髓，除脑中痛及腰脊痛，疗妇人月水不通，血结，益精，利阴气，止发白。"[16]

羌活自上达于周身；独活自下达于周身；防风茎、叶、花、实，兼备五色，其味甘、色黄，禀土运之专精，中通濡润，匀而平之，无过不及，此其功是用。

便　　秘

邵某，男，76岁，身高170厘米，体重70千克，农民，陕西咸阳人。

初诊：2019年6月26日

主诉：大便3~5日1行。

患者形盛，唇赤，舌苔黄腻，口臭，耳背，脉双手弦滑有力。

诉大便3~5日1行，干，迄今数10年，自服果导片则1~2日1行。小便可，起夜2次。询纳正，喜干饭、厚味，食多则胃脘不适。吸烟数十年，口干，痰多而黏稠，午后易气喘。耳痒，目眵多，眠艰、浅。

处方：竹　茹15克　茯　苓10克　半　夏10克　炒杏仁5克
　　　　炒黄连3克　炒枳壳10克　炒橘红10克　炒黄芩5克
　　　　胆南星10克　肉苁蓉15克　全栝蒌30克　桑　叶6克

四剂，每日一剂，水煎服。

二诊：2019年6月30日

服上方，次日起大便1日1行，成型，稍干，量少，有不尽感；小便可，起夜2次。口干、口臭、痰黏稠、眠艰眠浅皆减。舌苔黄腻，脉双手弦滑。

守上方，去炒杏仁，加蚕砂15克。

六剂，每日一剂，水煎服。

三诊：2019 年 7 月 6 日

服上方，大便 1~2 日 1 行，量可，成型，利；小便可，起夜 1 次。痰少，口臭、眠艰眠浅续减，舌正红苔薄白，脉双手弦滑。

守上方，加党参 10 克。

八剂，每日一剂，水煎服。

四诊：2019 年 7 月 16 日

服上方，大便 1 日 1 行，成型，量偏少，略有不尽感；小便可，起夜 1 次。纳正，眠正，痰咽不利。舌正红苔薄白，脉弦滑。

处方：茯　苓 10克　半　夏 10克　炒杏仁 5克　炒黄芩 5克
　　　炒黄连 3克　炒枳壳 10克　海浮石 10克　怀牛膝 10克
　　　肉苁蓉 15克　胆南星 10克　紫　菀 10克　全栝蒌 20克

八剂，每日一剂，水煎服。

【解析】

脾胃，居人身中焦，是气血生化之源，脏腑上下内外相通之枢机转旋之地。阳明胃气以降为顺，息息下行，传送经胃受纳腐熟之水谷达小肠以化乳糜，更递达所剩之渣滓于大肠，出则为大便。如此飞门至魄门，一气营运而上下三焦无滞碍。

本案因胃气失降而下行不利，中焦不通则三焦滞，久而蕴热成痰，故脉弦滑有力、舌苔黄腻、口臭、口干，食多则胃脘不适，午后易喘、痰多而黏稠，大便不利而干之症著。其治一以降胃气、达三焦，清折中州蕴热、生痰之体；一以化痰、润肠通便，治其用。方投茯苓、川连、半夏、杏仁、橘红、枳壳之辈，更倚竹茹、胆南星、全栝蒌、黄芩、桑叶、肉苁蓉诸物，服四剂，症减七八；晚蚕之矢，利而不黏，取其形，以便通便，因合蚕砂又六剂，大便量少而不尽者得以瘥。续诊伍党参者，贼去屋空而已；致紫菀以专通肺气而达下，使热从溲便而去；海浮石咸润下、寒降火，能除上焦痰热，软化下焦积块；牛膝最善引气下行，率诸药下走如奔。

本案肉苁蓉之用，以形质为治，苁蓉象人之阴器，滋润黏腻，可补精气，如地黄色质象血，则补血也。肉苁蓉体润色黑，力专滋阴，其味甘咸、微辛酸，气微温，专入肾兼归大肠。丹溪云："（肉苁蓉）虽能峻补精血，骤用反动大便。"[17]

古人所以用苁蓉治虚人大便结而即下者，正取其补虚、润肠之意。或问苁蓉之能动大便，恐是攻剂，而非补药？须知苁蓉乃有形之精所生，实补而非泻，年迈之人大便秘结，为精血不足，并非邪火有余，岂可误其是攻而非补者耶？

或疑肉苁蓉性滑而动大便，但凡大肠滑者，其究可用否？夫大肠滑者，多由肾中无火，肉苁蓉兴阳，乃补火之物，补火当能坚大肠，故骤用之而动，久用之而能自涩。

双腿痒疹

徐某，女，36 岁，身高 165 厘米，体重 75 千克，教师，内蒙古人。

初诊：2019 年 2 月 20 日

主诉：双腿痒疹。

患者形盛、声锐，舌红苔少。诉双大腿内外侧红疹而痒半月，服抗过敏药不效。询时有盗汗、烘热，前胸后背皆有痒疹，素乏力。年前曾有大出血，现服阿胶等物，逢热则有清涕。纳正，口黏而干，多肉食。大便 1 日 1 次，不成型，黏滞不利；小便正。

处方：柴胡3克　　炒黄芩5克　　炙甘草3克　　桑叶6克

三剂，每日一剂，水煎服。

二诊：2019 年 2 月 25 日

服上方，双股内外侧疹消，皮肤稍红偶痒。

守上方，三剂，每日一剂，水煎服。

【解析】

其人声锐、舌红、双股内外侧红疹而痒、时有盗汗、烘热、前胸后背皆有痒疹、素乏力者，少阳郁热之证著矣；年前曾大出血、现服阿胶等物、逢热则有清涕者，深冬腠理闭，内热蜂起，热迫血行，又服阿胶从闭门留寇之事，故症现；口黏而干、多肉食、大便不成型、黏滞不利者，脾胃湿热而已。

成无己云："柴胡、黄芩之苦，能发结邪之热。"[18] 故藉禀仲春之气以生、味苦辛、气平微寒之柴胡，清透少阳半表之邪，乃辛以发之，散火之标；气寒味苦、色黄带绿、苦入心之黄芩，清泄少阳半里之热，乃寒能胜热，折火之本。炙甘草调中缓急，能助少阳枢转之机，以杜热邪内传之虞；桑叶味苦甘而气寒，能清西方之燥，泻东方之实，则肝木之妄可平。

药味少而量小者，一取疾患在表，一取轻清发散之意。

月经淋漓不尽

杜某，女，30岁，身高156厘米，体重52千克，文员，陕西西安人。

初诊：2019年1月14日

主诉：月经淋漓不尽。

患者体型中等，唇淡不润，舌苔薄黄、燥。脉双手滑数，右大于左。诉月水量少而素先期2日，本次汛于12月29日，量甚多（服活血中药），色深，有块，迄今不尽，服凉血止血中药数剂而乏效。询性躁，时有烘热，纳正，眠正。大便1日1行，成型，便头干，利。小便正。

处方：羌　活3克　　独活3克　　防　风5克　　荆　芥5克
　　　　炙甘草5克　　柴胡3克　　炒黄芩3克　　炒黄柏5克

五剂，每日一剂，水煎服。

二诊：2019年1月16日

服上方，次日下午经现1次，越日经净。

处方：守上方，去荆芥，加生黄芪5克。

二剂，每日一剂，水煎服。

【解析】

本案月经素先期，淋漓不尽，舌苔黄燥、性躁、时有烘热而脉滑数者，少阳郁热之证可知。故一诊以甘草补益脾土、和中缓急；柴胡、黄芩提出少阳郁热；通关之黄柏能折阴分之伏火；羌活、独活、防风、荆芥之辈有祛风开闭、调畅气机、透达内郁之功。

二诊予黄芪者，取其补中升气之意，则肾受荫，而带浊崩淋自止，即日华气盛，自无陷下之忧。张介宾在《景岳全书》中指出："（黄芪）因其味轻，故专于气分而达表，所以能补元阳、充腠理、治劳伤、长肌肉。气虚而难汗者可发，表疏而多汗者可止。其所以止血崩血淋者，以气固而血自止，故曰血脱益气；其所以除泻痢带浊者，以气固而陷自除，故曰陷者举之。"[19]

欲升举，则取量宜轻不可沉，得轻清之气，迅达经络而直入邪所，流走百骸以交阴阳，则症自可疏。

参 考 文 献

[1] 佚名. 全本黄帝内经[M]. 云南：云南教育出版社，2010：293.

[2] 徐春甫编；崔仲平，王耀廷主校. 古今医统大全/下册[M]. 北京：
人民卫生出版社，1991：53.

[3] 马子密，傅延龄. 历代本草药性汇解[M]. 北京：中国医药科技出
版社，2002：632.

[4] 张景岳. 景岳全书[M]. 山西：山西科学技术出版社，2006：660.

[5] 李克光. 金匮要略讲义[M]. 上海：上海科学技术出版社，1985：160.

[6] 刘盛斯. 景岳新方八阵浅解与应用[M]. 北京：人民卫生出版社，
1999：86-87.

[7] 孙曼之. 孙曼之伤寒论讲稿[M]. 北京：中国中医药出版社，2014：46.

[8] 孙曼之. 孙曼之伤寒论讲稿[M]. 北京：中国中医药出版社，2014：32.

[9] 佚名. 全本黄帝内经[M]. 云南：云南教育出版社，2010：31.

[10] 黄宫绣著；王淑民校注. 本草求真[M]. 北京：中国中医药出版社，
1997：105.

[11] 郑洪新. 张元素医学全书[M]. 北京：中国中医药出版社，2006：69.

[12] 扁鹊撰；李顺保点校. 难经[M]. 北京：学苑出版社，2015：30.

[13] 扁鹊撰；李顺保点校. 难经[M]. 北京：学苑出版社，2015：54.

[14] 郑洪新. 张元素医学全书[M]. 北京：中国中医药出版社，2006：
57-58.

[15] 马子密，傅延龄. 历代本草药性汇解[M]. 北京：中国医药科技出版
社，2002：345.

[16] 陶弘景. 名医别录[M]. 北京：中国中医药出版社，2013：29.

[17] 马子密，傅延龄. 历代本草药性汇解[M]. 北京：中国医药科技出版

社，2002：804.

[18] 马子密，傅延龄. 历代本草药性汇解[M]. 北京：中国医药科技出版社，2002：151.

[19] 张景岳. 景岳全书[M]. 山西：山西科学技术出版社，2006：614.

后　记

机缘使然，我迈入了中医这座神圣的殿堂，亲近大自然，感受百草香，几乎每天都处于欣喜中。这是一种奇妙的修行，更重要的是找到了适合自己的道路。我想起印度哲学家克里希那穆提说过的话："一旦发现真正爱做的事，你就是一个自由的人了，然后你就会有能力、有信心和主动创造的力量。"

在学习过程中，素有随手记录的习惯，将自己对部分药物的探析及临证感悟落笔于纸上，竟得到了不少网友的好评，也有文章在《中国中医药报》上陆续发表，这些都给了我极大的鼓舞。渐渐写得多了，又受到学苑出版社付国英老师的鼓励和帮助，于是我将近年来关于中医药的文章结集成册而呈于大家面前。

或许有读者说自己没有在农村的生活经历，所以无法体会取象比类思维。可实际上，这是把握事物的一种方式，与是否在农村生活过关系不大。因为日常生活中随时随地都可以感受到国人这种由此及彼、触类旁通的思维。比如，有些地方俗语所称"送别饺子迎客面"，送别吃饺子，寓意希望分别的时间像饺子一样短暂而早日团聚；迎客吃面条，则表示来客能像长长的面条一样待得长久。我的家乡过年时，娘家给新婚女儿选送石榴灯，石榴多籽，表示希望多子多福；

系红布、红腰带，红为火之色，属阳，可祛阴邪鬼魅等，取盛阳克阴以趋吉避害；参加完丧事或深夜回家后，若家中有婴幼儿或老弱之人，进大门后须先去厨房打开灶头烤一下火，也属以盛阳克制邪阴；"天增岁月人增寿"，只因闰年比普通年份的十二个月多了一个月，所以在闰年乃至闰月里准备寿衣、寿材，则为老人们祈福延年的效果大增……

在中华民族几千年的医学实践中，这种思维方式也是一脉相承，如《素问·至真要大论篇》旨言："平气之道，近而奇偶，制小其服也；远而奇偶，制大其服也。"即平调气机时，若病位在上，近而浅，应用奇方或偶方的剂量要小；如果病位在下，深而远，则用奇方或偶方的剂量宜大。仲祖治伤寒邪后体内瘀热、肤色发黄，用潦水（lǎo shuǐ，即雨水）煎煮麻黄连轺赤小豆汤，意取雨水下降之性以清利湿热。清代医家吴鞠通提出："治上焦如羽，非轻不举；治中焦如衡，非平不安；治下焦如权，非重不沉。"即人体上焦部位最高而接近于表，所以治上焦病，宜用似羽毛般轻清升浮之物，否则药力不能到达病所；中焦处于上、下焦之间，中正平和如同秤杆，为升降出入的枢纽，故中焦用药须不偏不倚，既不能用相对轻清升浮之品，亦不宜取滋腻重浊之物；下焦部位最低而偏于里，用药当如秤砣般沉重，才能径至病所。欲举陷升提，药物的剂量须轻不可沉；若想沉降潜藏，用药则应重镇而不能轻。所以，加大用药剂量与打击的力度关系不太大，只是将打击的靶点下移而已，这就是有别于西医的中医取象比类思维。

记得先师孙曼之先生曾指出："中医归根结底是一种方法论。这种传统文化的视角，后人把它总结为取象比类，这是中医的一个基本思维方式。这也需要有一个长期摸索、锻炼的过程。"本书中没有所谓秘方、神效方，谈的多是关于遣方用药的取象比类视角，以及客观分析和处理问题的方法。

书中部分文章是我去年在"取象思维学中医分享群"中的专题讲座录音文字稿，多位同学积极参与了记录整理工作。本书初稿形成后，得到了王娅、邓辉、刘琼、刘文军、任辰玉、李燕波、邱敏、汪雅兰、曹晓杰、曹子蒙的精心文字校对编辑，及宝贵的修改意见。易学大家荒石老师亲切撰序，良多冀许。亦承北京中医药大学中医临床特聘专家赵红军师兄于百忙之中细心审阅，提示许多重要建议，并为作序。本书的编撰策划得到了长安大学副教授武小菲女士的指点和帮助。同时，承蒙西安六君子堂中医馆馆长刘苗女士襄助关怀、学苑出版社编辑同志审核出版。以上诸君皆付出了辛勤的劳动，并给予大力支持。终稿交付出版之际，谨在此并致谢忱。无限感念，尽在不言中。

感恩中医，感恩所有帮助、支持过我的人，有你们同行，在这漫漫中医之路上前进并不孤独。

曹 侯

2021 年 5 月 8 日于泾河之畔